理学博士・技術士
市村武美

なぜ水と磁場であらゆる病が癒えるのか

# 凶悪ウイルスに勝つ BIO《バイオ》-IT《アイティ》

コロナ … クノロジー



ヒカルランド

# はじめに――ウイルスとヒトとのイタチごっこを終わらせるBIO《バイオ》-IT《アイティー》

46億年にわたる地球の歴史を、24時間の時計にあてはめてみると、人類は最後の1分を切ってから出現した新参者です。その人類が科学を生みだし、全生物の支配者になりました。１００年ほど前から地球環境は想像を絶するような変化を起こし始めました。

この変化を引き起こしたのはヒトがつくった科学技術です。この技術を駆使して利便性や収益性を追求し続ける諸産業、とくに化石燃料関連産業が発展し続けています。20世紀初頭の年間絶滅種はたった1種ほどでしたが、１９７５年には約１０００種に急増しました。そして現在、動植物１００万種が絶滅の危機にさらされています。

細菌類は生き残るために抗菌薬の耐性を獲得しました。これに対し、１９２８年に人類は新たな薬剤、抗生物質ペニシリンを開発しました。抗生物質に対しても細菌類はきっ抗し続けました。すでに１００種以上の抗生物質を開発しましたが多剤耐性の細菌が出現しています。このイタチごっこの争いに人類は勝ち目を見いだすことが至難な現状です。

ウィルス類も近年急速な活動を始めています。その事例を挙げるいとまがないほど多発しています。その一つがトリインフルエンザウイルスです。

１９１８〜19年に猛威をふるったスペイン風邪はウイルス感染の恐ろしさを世界中に認識させました。

１９８５年頃、台湾で養殖エビにバキュロウイルスが出現、瞬く間に感染が拡大、世界中のエビ養殖場が存続の危機にさらされました。

２０１８年9月、豚コレラウイルスが国内に26年振りに発生、またアフリカ豚コレラウイルスも２０１８年8月に中国で発生し、感染が拡大中です。ワクチン以外に予防治療の決定的な薬剤はなく、感染現場の全豚殺処理を行うことで拡大阻止対策を講じています。

２０２０年の新型コロナウイルスについては、まだ先行きがわからない状態です。

厚生労働省はヒトからヒトに感染する高い致死性の新型トリインフルエンザウイルスＨ５Ｎ１亜型の出現流行に備えてプレパンデミックワクチンの製造を進めていました。近年はトリからの感染者が減少する一方、中国などでは新たなＨ７Ｎ９型の感染者が増え続けています。現在、このウイルス病はヒトからヒトに感染するヒト型になっていないものの、その可能性は高まっていることが明らかになりました。国が備蓄するＨ５Ｎ１亜型ワクチンの大半が２０１９年度中に期限切れになるため、厚生労働省は新たに製造するプレパンデミックワクチンのタイプをＨ７Ｎ９型に変更しました。

世界中の専門家は、この新型ウイルスＨ７Ｎ９亜型が出現すると、これまでに経験したことがないほどの超パンデミックが必ず起こると警戒を高めています。厚生労働省は国内の感染者数が３２００万人に達すると想定しています。

この大きな理由は、発病前でも飛まつ感染能力をもっていることです。潜伏期間10日ほどであり、症状の出ない状態で感染者が国際・国内移動する可能性が高く、感染が拡大します。発病すると高熱、せきから重症肺炎、呼吸困難を引き起こし死にいたります。
中国でニワトリからＨ７Ｎ９に感染した人の致死率は30％に達し、これまでの季節インフルエンザ感染者の致死率０・５％とは比べようがないほどです。感染者の急増に対して必要な入院施設や酸素吸入装置の不足が目に見えています。ニワトリや豚のように処理することができず、パンデミックは人口崩壊、社会・経済システムの崩壊になると懸念されています。

細菌感染やウイルス感染や事故による外的病因だけでなく、超高齢社会を迎え認知症やがんや脳疾患などの内因性疾病の増加も大きな社会問題です。ｉＰＳ細胞の移植研究から再生医療の実現が近づいています。これらの医薬研究が超高額医療費という経済問題にまでからみ、健康保険行政の見直しがせまられています。

私は薬剤を一切使用しない農法や医療法にかかわる新技術「ＢＩＯ《バイオ》－ＩＴ《アイティー》技術（生命情報記憶伝達技術）」の研究開発を進めています。２００６年、『ＢＳＥ・凶悪ウイルスに勝つ～新技術バイオ－ＩＴとは～』を自費出版、その後ヒトのＱＯＬ（生活の質）の向上研究にシフトし研究を続けています。

この新技術について解説しても理解しにくい面が多いと思っています。まずは最先端の再生医療の現状とＢＩＯ－ＩＴ技術行使の実績を述べます。次いで、新技術開発にいたる諸生物の実験研究、生命と水の研究、ウイルスの研究や研究成果の考察などを述べることで、ＢＩＯ－ＩＴとは何かをご理解いただきたいと考えています。

市村武美

離することに成功。さらに、ウイルスや細菌の増殖を制御する性質を、人工細胞内水に記憶伝達させることにも成功した。

現在、薬剤そのものを使わず、薬剤の性質（情報）を取り出してウイルスや細菌を制御する人工生体水の開発へと発展している。　　　　（編集部記）

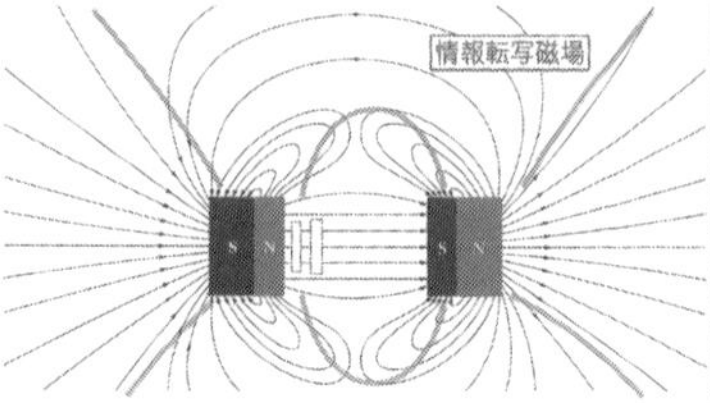

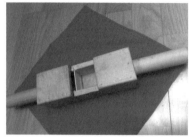


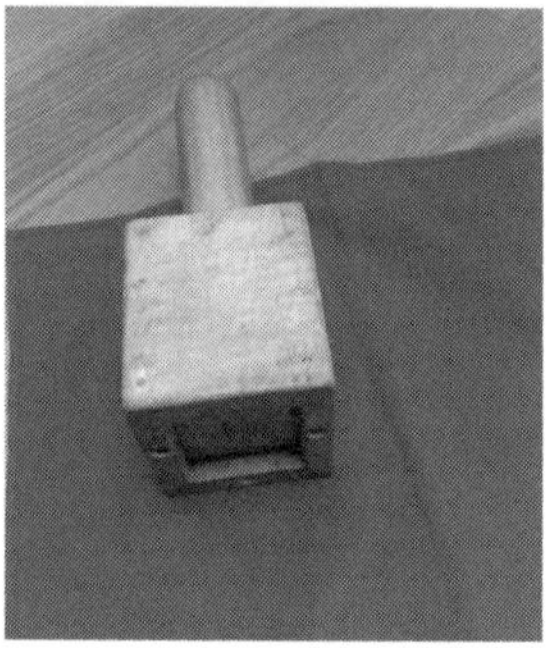

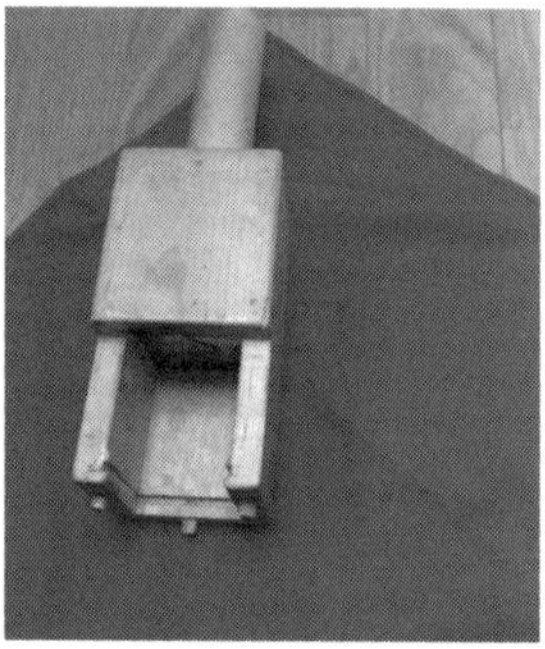

磁石によって「正転場」「反転場」を生み出す照射デバイス。これにより、物質の情報を転写することができる。

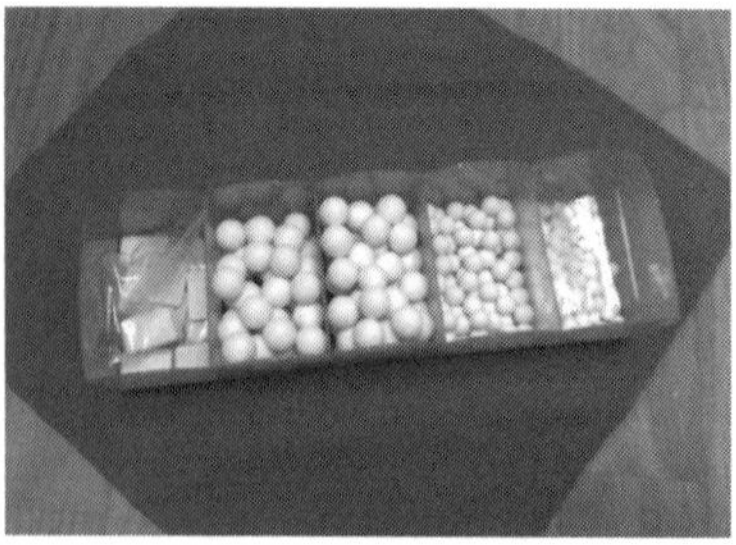

ローヤルゼリー、プラセンタ、コラーゲンなどの健康食材の情報が転写されている「BIO-IT セラミックス」。

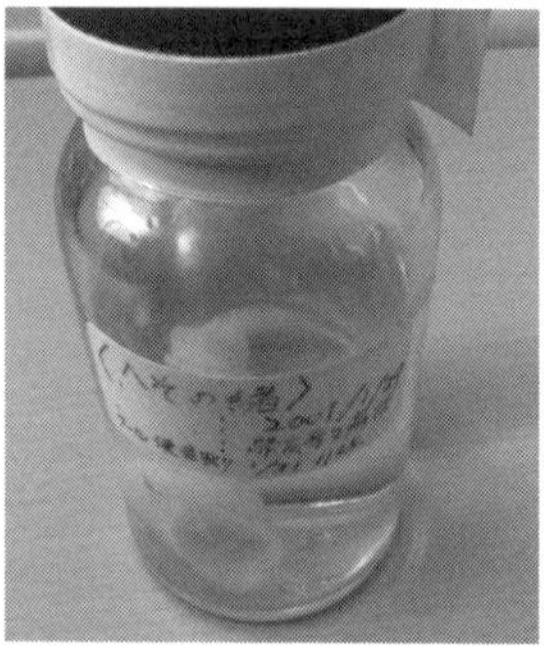

人工細胞内水に保管されたへその緒は、約20年を経ても傷むことがない。

## 「BIO-IT」（生命情報記憶伝達技術）とは？

### ●第１の技術・人工細胞内水を作る技術

「BIO-IT」は、「人工細胞内水」の開発と「情報記憶」の活用という２つの画期的な技術で構成されている。

生物は水なしでは生きられない。赤ちゃんの身体は80％ほどが体内水であり、高齢化すると60％ほどまで減少していくものの、水の大半は細胞内の水で構成されており、涙もその一つである。

細胞内水は普通の水に比べて、分子運動速度などの動きが活発だ。栄養分を溶かして運び、不要になった成分を排出する。年をとるほど回復が遅くなるのは細胞内水に理由がある。これは植物も同じであり、例えば竹の子の先端の細胞内水はとても活発に動いている。

命を支える細胞内水は代謝以外にも重要な働きを持っている。それは、体内外の環境を「情報」として記憶し、細胞間に「伝達」することだ。

こうした細胞内水をお手本として、人工的に調製した水を市村博士は開発した。

### ●第２の技術・物質の性質を記録する技術

物質には「姿形」と「性質」（情報）がある。現在、光や音を記憶するDVDなどの「姿形」をとらえて記録し再現する技術は発展をとげている。

一方でこれらが持つ「性質」をとらえて記憶し、再現する技術はまだ見当たらない。これを可能にしたのが「BIO-IT」である。

### ●「反転場」「正転場」の発見

夕立のあと太陽の光が水滴に当たると虹が発生する。また、太陽光をプリズムに当てると同様に色が分散して見える。無数の波長のうち、人間の目に見えるのは可視光線だけで、それ以外にも目に見えない光がたくさん存在している。

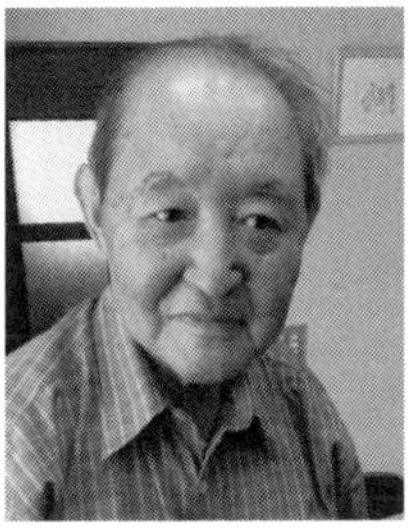

著者

19世紀中ごろ、磁石の磁極と磁極の間に原子を置くと、原子が持っている電磁波が分裂することが発見された（ゼーマン効果）。

ゼーマン効果をベースに、市村博士は、２つの永久磁石を対立させた装置を作った。この装置の周辺磁場上には、ウイルスや細菌の増殖を促進する場（正転場）と、増殖を制御する場（反転場）が生じることを発見する。

光の成分を分解するように、ウイルスや細菌が持つ「増殖促進」と「制御」という相反する性質を分

# 目次

# 第2章　新技術研究の礎

水産養殖の研究、πウォーター《パイ》の解明で見えてきた生体を司る水の秘密

緊急提案①
2020.7.21

# 新型コロナウイルス対策の戦略と戦術

緊急提案②
2020.3.21

## 新型コロナウイルス禍の教訓：新興ウイルスの暴走をどう防ぐか



緊急提案③
2020.9.15

## BIO－ITの理論と実際
## ～生体内ウイルスの活性制御仮説の検証など～

## 満90歳の日に想《おも》う



カバーデザイン　三瓶可南子
校正　広瀬泉
本文仮名書体　蒼穹仮名（キャップス）

# 第１章 医療法研究

現在の再生医療にはまだ限界がある。ＢＩＯ－ＩＴで機能が回復した人から喜びの声が多数続出

## 低下した機能も回復できる！ 再生医療を超える新技術

生まれつきや、疾病、不慮の事故、加齢に伴なって、体組織や臓器が欠損し、損傷し、機能の低下に悩む多くの人がいます。再生医療は「体外で培養した細胞や組織を移植修復して低下した機能を補完」するという医療です。ｉＰＳ細胞移植は再生医療の切り札とされ、臨床研究が大きく報道されています。ｉＰＳ細胞の実用化への新し

い幕開けとして大きな期待が寄せられています。

一方、細胞・組織の培養と移植という手段を取らずに、遺伝子を導入して損傷組織を修復し、機能を取り戻す新しい基礎研究が進められています。再生医療の新しい展開です。

細胞・組織が修復されなければ、低下・喪失した機能を取り戻すことができないというのが現代医学の常識です。私が開発した手法は、この壁を乗り越えて、**機能が先行する**という新技術です。現在の一般的に研究されている技術と比べながら、再生医療の3ステップの概要を説明します。

## Ⅰ．再生医療の未来はこうなる、こう展開する

### 1．第1ステップ（多能性幹細胞・組織の移植）

現在、再生医療研究の主流は胚性《はいせい》幹細胞（ＥＳ細胞）と・ｉＰＳ細胞を使った移植です。

### １）ＥＳ細胞の問題点

ＥＳ細胞を作製・使用するにあたって、次のような問題を抱えています。

①女性から多くの卵細胞提供が必要
②将来ひとつの命となる細胞を治療のために犠牲にしてよいのかという倫理上の問題
③ＥＳ細胞を移植するときの拒絶反応の問題があります。日本では２００６年政府指針でＥＳ細胞の利用が禁止されています。

### ２）注目される・ｉＰＳ細胞（多能性幹細胞）

多細胞生物の細胞核の含まれる遺伝子の構成は生涯を通じて同じですが、各細胞は必要に応じて発現させる遺伝子を切り替えて利用しています。このような後天的な遺伝子発現の制御の変化をエピジェネックス（再プログラム化。初期化）と呼んでいます。２００６年、高橋和利博士と山中伸弥博士はマウスの線維芽細胞に複数の遺伝子を導入することでプログラム化しｉＰＳ細胞を作製しました。昨今、神経系、目、心臓などの損傷や病気をｉＰＳ細胞による再生医療で治す臨床研究が相次ぎ承認されています。

①中でも慶應大学の岡野栄之教授によるせき髄損傷治療は、移植細胞の数が多く、神経の信号を伝える部分やそれを包む細胞も再生する本格的な取り組みとして注目されています。この計画は２０１９年秋、損傷後2～4週間の「亜急性期」の患者４人に行う予定と報じられています。しかし、細胞の品質や安定性の問題があります。

a. ｉＰＳ細胞が無限に増え、がんなどの腫瘍《しゅよう》ができる恐れ

b. 移植用細胞のゲノム解析が必要（数千万円）

c. 移植用細胞を製品として世に出すには臨床試験研究でよい結果を出し承認が必要

d．亜急性期患者の移植の普及は10年を目標、慢性期患者の移植はまだその先

②最も実用化に近いといわれているのが網膜の再生です。２０１４年９月、理化学研究所の高橋政代プロジェクトリーダーにより加齢黄斑変性症《かれいおうはんへんせいしょう》の２例の手術が行われました。２０１５年１月、症例１は、がんなどの異常は見られず、視力は以前とあまり変わらない０・１程度を維持しており、症例１では明るく見えるようになり、視野が広がったように感じると報告されました。２０１７年３月、症例ではｉＰＳ細胞の組織は定着したが、視力は良くも悪くもなっていないと報告されました。２０１９年４月、他人のｉＰＳ細胞を網膜に５人に移植、術後１年移植細胞が定着し損なわれた目の構造が修復できた。視力はほぼ維持され１名が向上したが投薬をつづけており、移植効果かどうかは判断しにくいと報じています。

実用化は２０２２年度をめざし、現在七合目と報じています。

網膜の再生医療手術についても、細胞の品質や安定性についての問題があり、移植の普及までにはまだまだ時間を要する現状です。

③ｉＰＳ細胞による脳中枢神経系などの再生医療の問題点

a. 日本はiPS細胞を中心とする再生医療に力を入れているため、他の再生医療研究に影響を及ぼしているといわれています。

b. 政府が期待する産業応用は途半《みち》ばであり、早急な実現の見通しは立てられません。

c. せき髄損傷はその失った神経細胞を移植によって補てんするための有効な期間が、受傷後数週間以内の亜急性期に限定されています。

d. 慢性期の患者には期待を抱かせる報道は慎重に行われるべきです。

### 3）研究が進む間葉系《かんようけい》幹細胞

間葉系幹細胞は多分化系列をもつ幹細胞です。札幌医大は骨髄から採った幹細胞を培養し、せき髄損傷の再生医療の治験成果が注目を浴びています。これまでに治験を受けたのは13名です。重症A～軽症Eの5段階に分けた成果は　C-→Dが5名、B→Dが1名、B→Cが1名、A→Cが2名、A→Bが3名、A→A1名（呼吸能力など改善）です。もっとも好成果を上げた方は、２０１５年３月事故により全身マヒ、２週間かけて幹細胞を１万倍に増殖、せき髄損傷１カ月後点滴投与、その翌日指を曲げ、握り、腕を上げるなどわずか一晩で起こった急速な回復です。１週間後ささえ歩き、１カ月後階段の上り下り、４カ月後歩行、７カ月後自分の足で歩いて退院、４年経った今では車の運転と報じています。国はこの再生医療を条件および期限付承認（安全、有効性、７年間）、保険適用ですが、損傷から30日以内の重症患者で２週間以内に入院という条件で、幹細胞培養の関係で年間10名ほどに限定されています。

この再生医療も事故直後の急性期に限定されています。今後、慢性期の患者や脳梗《のうこう》塞《そく》など、その他の脳の再生医療を目指した研究が進められています。

## 2. 第2ステップ（特定の遺伝子やタンパク質や低分子化合物の導入）

これまでの再生医療の概念を飛び越えた新しい技術です。新しい研究により多能性幹細胞を経ずに（ダイレクト）直接誘導できる（プログラミング）できることが明らかになってきました。さらに最近では、ダイレクトリプログラミングを体外の培養系の中でなく、生体内で行う研究が進んでいます。

2010年、慶應大学の家田講師はマウスの線維芽細胞に安全な運び屋ベクターを使い3つの遺伝子を加えて心筋細胞へと変えるダイレクトリプログラミング技術を生み出しました。

1013年には、ヒトの線維芽細胞から直接心筋細胞の作製に成功しました。マウスの遺伝子導入は3個でしたが、ヒトの場合は5～6個の遺伝子を導入することで心筋細胞が作製できました。そのうち3個はマウスの場合と同じですが、残りの2つは心筋のみに出ている遺伝子です。さらにもう1つの遺伝子を加えると効率が1倍になることがわかりました。安全性の面でクリアーしなければならない課題は、新しい心筋細胞の不整脈などの予測外の発生です。現在の動物実験段階から臨床試験が不可欠ですが5～10年後を目指しています。なお心筋細胞は増殖しませんので、がんになることは考えられないと述べています。

2015年2月には、京都府立医大の蔵、武田らは遺伝子の導入を行わず低分子化合物のみを用いて、ヒトの線維芽細胞から神経細胞を直接誘導することに成功しています。この神経細胞は、ＣＮ細胞（Chemical compound induct Neuronal Cells）と名付けられました。その数カ月後、２つのグープによりマウスおよびヒトの線維芽細胞から、低分子化合物を用いた神経細胞の直接誘導が報告されました。これらの神経細胞から発生したのはグルタミン産生ニューロン（興奮性ニューロン）とＧＡＢＡ産生ニューロン（抑制性ニューロン）で、他の神経細胞サブタイプは生じていません。このことにより、低分子化合物によるダイレクトリプログラミングの再生医療に使える可能性が示されたと報じています。

２０１７年９月、九州大学の鈴木教授のグープはマウスの皮膚やヒトの血管の細胞に４つの遺伝子を導入することで、直接胎児性の腸前駆細胞へと変化させることに成功したと発表しました。

２０１９年１月、九州大学の中島教授らは変化した脳神経細胞に「ニューロＤ１」という遺伝子を導入すると、ミクログリアが神経細胞になった。マウスで試すと、変化した神経細胞が他の神経細胞とつながり、脳からの信号を伝えていた。今後運動機能が改善するかなど治療法を見究めると報じています。

## 3．第3ステップ（特定情報を転写・伝達するＢＩＯ－ＩＴ）

第3ステップは永久磁石と水と和紙を使うＢＩＯ－ＩＴ技術です。特殊磁気装置（以下、デバイスという）を使い、本人の患部と血液が発信する情報を記憶媒体に転写したメモリーシートを作製します。メモリーシートを装着したデバイスを使い、①患部に照射し情報を本人に伝達します、さらに②特殊機能水に照射伝達（以下、これをBIO-IT WATERという）し、本人に投与します。この処置をＢＩＯ－ＩＴ処置と呼んでいます。

# Ⅱ．医師たちも驚いたＢＩＯ－ＩＴ処置事例

この処置は弊研究開発機構の会員に限定しています。１９９６／１／13～２０１９／１／９までの23年間に、多様な系統の82疾病、４６９件に及んでいます。以下はその主な事例です。ほとんどの当該会員は医療（薬剤使用など）を受けています。処置後の経過は医師診断と弊機構会員の報告および第三者の観察です。

## １．脳中枢神経系疾病に対する主な処置事例

### 事例１：統合失調症の会員

37歳の男性歯科医師、被害妄想発症、２００３年幻覚妄想、２００４年入院、２００５年退院後生活訓練施設入所、２０１１年４月10日出所後も幻覚と被害妄想および意欲減退。以下、本人の克明な日記の抜粋。

①２０１１／５／４、ＢＩＯ－ＩＴ処置開始（個人情報使用のデバイス照射、BIO-IT WATERは１日２回服用）、間もなく尿意あり10分おきぐらいに大量排尿数回、

帰路帰宅後も頻尿、尿はきつい異臭。本人は不安感が消え、すべての薬剤服用を中止、熟睡。

②5／5、退薬現象全くなく快適な寝起き。依然頻尿、大便の悪臭。

③5／8、気分良く不安感なし、頻尿軽減。

④5／15、体重83・5から80・2kgに。食事は通常。

⑤5／25、2回目デバイス照射、気分そう快、精神科と内科の薬剤すべて中止続行。

⑥5／28、体重78・5kg。

⑦6／16、精神安定。

⑧6／25、精神科受診、強制入院の手紙受信、理由は医師に水プラズマの研究説明、医師の理解得られずと推察。

⑨8／10、退院。精神科受診、東北地方太平洋沖地震被害地区に「移動歯科」を計画、医師資格復活のため完治証明申請、妄想発症と診断され再強制入院。

⑩その後、退院し水プラズマ研究続行。

**事例２：加齢黄斑変性症の会員**

86歳の女性、79歳、白内障手術時に左眼に発症診断、以降進行制御中。

**事例３：筋ジストロフィー（先天性メロシン欠損型）の会員――関節が伸びた！**

12歳の女性、脊椎《せきつい》湾曲、ひざ、ひじ関節拘縮《こうしゅく》、座位不能、胃の障害、吐血前体重34kg、現在24kg。以下、母親の日記抜粋。

①２０１３／２／24、ＢＩＯ－ＩＴ処置（個人情報使用デバイス照射1カ月ごと、BIO-IT WATERは1日2回服用）開始、帰路車中でよく眠り5年前の吐血以来夕食はよく食べ、夜は熟睡。

②３／2、かむ力強く、疲れ方の様子が違う。

③３／7、自分で電動車いすを運転。

④３／9、第2回目デバイス照射、車いす上の身の崩れ減少。

⑤3／18、小児医療センターでリハビリ、元気いっぱい。
⑥3／22、卒業式、クラス会、親に寄り添わず座位を維持。
⑦4／13、第3回目デバイス照射、帰宅後左ひざの関節が伸び驚く。
⑧4／29、折り紙を折る力強い。
⑨5／8、小児医療センター、サチュレーション98％、元気。
⑩5／13、脚の曲げ伸ばし運動をし、ける力強くなる。
⑪5／16、冷たかった足が暖かく汗をかく、布団から右足を畳に投げ出しその後戻して左足の上に重ねた。
⑫5／17、一人で座布団に長時間座る、さらに体を左右に動かす。
⑬5／18、第4回目デバイス照射、帰宅後右ひざの関節が伸びる。
以降、処置を続けたが、不明の第三者から突如処置停止の電話、後日、母親からも感謝と中止の手紙受信。

## 事例４：筋ジストロフィー（先天性メロシン欠損型）の会員——腕と指の動き改善

３歳の女性、筋緊張低下、体が柔らかくフロッピーインファンと、咀嚼《そしやく》、嚥下《えんげ》不能、チューブで流動食。

①２０１３／３／９、ＢＩＯ－ＩＴ処置（同上）開始。

②４／６、初めてヨーグルトが飲めたと電話あり。

③４／13、第２回目照射、以降うどんをかみ食べた。

④５／18、第３回目照射、以降キュウリを食べた。

⑤５／24、せんべいをかみ食べた（電話あり）。

⑥６／６、本人、事例３の女子、他の筋ジス幼児３名の家族が集まって食事会、本人はうどんをよく食べた。事例３の女子は食後タブレットを操作、腕と指の動き改善。以降処置を続けたが、事例３同様、突如処置停止。

## 事例５：頸髄《けいずい》不全損の会員――社会復帰まで回復！

58歳の男性、２０１３／６／2、交通事故、右ろっ骨骨折、腰部・四肢打撲などの損傷を受けた。緊急入院、さらにリハビリを続行。１年後、両手の指の痛みとしびれがあり指関節の機能をほぼ喪失、歩行時つまずきや左ひざの痛みが残っている状態。

①事故１年後の２０１４／６／2、ＢＩＯ－ＩＴ処置（個人情報使用のデバイス照射と服用）を開始、翌６／３朝、両手の指が少し曲がったのに驚く。

②６／６、第２回目処置、両手の指が手のひら２㎝まで曲がる。

③６／９、第３回目処置、両手の指が手のひらに軽く付く。左ひざの調子がいいので30分痛みなく歩く。肩の痛みなく湿布はらず。

④６／13、第４回目処置、翌朝両手が握れグーができた。痛みなく30分歩く。

⑤６／17、両手指の横開閉ができた。

⑥その後、処置間隔を延ばしながら続け、２カ月後には草刈り奉仕など社会復帰。

**事例６：緑内障の会員――視力視野を改善**

79歳の男性、右眼は末期、視力検査図１m距離で視力０・1、視野は０・1のマーク３種のうち真ん中のマークのみ見える状態、MD値：マイナス33・71dB（デシベル）。左眼は視力０・１　矯正視力０・７　歩行や茶わん注ぎ困難、MD値：マイナス13・63dB。

①２０１５／10／20、処置開始（個人情報使用デバイス貸与し照射とBIO-IT WATERを1日2回服用と点眼）。

②10／30、何か変化を感じる。

③12／20、右眼視力検査図１m距離で０・2、視野やや広がった感じ。歩行や茶注ぎ改善。

④２０１６／2／18、右眼の視野より広がる。

⑤以降、両眼の視力視野ともに大幅改善を自覚、読書や行動は正常に近い。

## 事例7：緑内障の会員

85歳の男子、左眼、MD値：マイナス33・19dB。右眼、手術後失明、光を感じない。歩行困難。

①2015／12／21、処置開始（個人情報使用デバイスと点眼）。

②12／31、右眼、光をピンポイントで感じ驚く。

③2016／1／16、デバイス貸与連日照射。

④3／3、左眼やや改善感じる。右眼、光感知が点から線に。

⑤6／3、左眼視野検査4年前の状態になったと診断される。

⑥以降、改善中のところ、他の病気発症、処置中断。

⑦上記2事例のほかに11名の会員が処置事例があり進行制御、視力・視野の回復には個人差はあります。

## 事例８：網膜色素変性症の会員――失明状態からの大幅改善

17歳の女性、小学5年に診断（群馬大学医学部）、中学１年盲学校、高校３年在学中、左眼は光感じるが右眼は全く感じない失明状態。

①２０１６／３／６、第１回目処置（点眼のみ）。

②３／13、左眼で影のようなものが見えた。

③４／４、第2回目処置（個人情報使用のデバイス照射2カ月ごとと BIO-IT WATER 服用および点眼１日２回）ＮＰＯ事務所にて左眼検査、視力検査図30㎝距離で０・４。

④４／11、盲学校の検査、左眼０・03、矯正視力０・05。

⑤４／23、左眼、眼前の大きい字が見え、色が識別できた。右眼はライトの光を感じた。

⑥５／３、眼前の小さな字が見えた。

⑦５／17、左眼、視力検査図30㎝距離で０・６。休日帰宅、母の顔久方ぶりに見えた、白いご飯と卵焼きが見え楽しい食事。

⑧6／5、左眼、検査図30㎝距離で矯正視力1・0、右眼の光感覚視野やや広がる。
⑨8／15、群馬大検査で黄斑のむくみやや改善との説明を受けた。
⑩8／27、NPO事務所で大きい字を書いた。
⑪9／19、小さい字を書いた。左眼、検査図30㎝距離で1・2、点字教科書以外に参考書を見る。右眼眼前の握りこぶしの有無を感じる。
⑫10／6、東京女子医大飯田教授による受診、左眼矯正視力0・15。
⑬10／23、教授診察、検査データ、現代医学の常識からは左眼の視力回復と右眼の握りこぶしの感知は信じがたい。
⑭12／24、晴天日中、慣れたところで一人歩きができた。左眼の視野やや広がる。友人数人に年賀状を書いた。
⑮2017／1／27、BIO－IT処置と共同治療断られる。群馬大に戻るよう言われる。
⑯以降割愛、2019／2現在処置継続、左眼視力視野ともに改善中、右眼の光感知範囲改善中、専門学校在学、点字と通常書で勉学、スマートフォン使用。

**事例９：パーキンソン病、緑内障の会員**

66歳の男性、緑内障は48歳時に診断、左眼は正常、右眼は視野狭さく、60歳時にパーキンソン病の診断、２０１７／8、字が書きにくい、言葉がつかえ、体右にやや傾き右脚ひきずり、右腕上げにくく意識しないと背が湾曲。

①２０１６／10／17、ＢＩＯ－ＩＴ処置開始（他人のパーキンソン病の情報使用デバイス照射とBIO-IT WATER服用および点眼1日2回）、住所を自記。

②10／21、携帯用デバイス貸与、１日2～5回照射。

③10／25、久しぶりに歩行が楽、ＭＲＩ検査、コルセット装着。

④12／3、来所、デバイス照射、個人情報使用のデバイスに代える。事前のドック検査で右握力34・５kg、左握力48kg、処置後右手の方が左手より握力勝る、歩行も楽。

⑤２０１７／1／13、デバイス照射、体全体の動きスムーズ、腰痛と体傾きの改善は見られない、右手の動きやや改善、住所を自記、字体は大幅改善。

⑥３／2、デバイス照射。

⑦3／15、右手のグー・パーの動作に力が入るようになり連続30回を記録。
⑧3／25、集会に出席、会食時に摘み方強く落とさず褒められる。
⑨4／12、焼き肉を容易に摘める。ネクタイを自分で結んだ。
⑩7／30、腰痛なく、体調さわやか。
⑪2018年以降顕著な改善見られない。
⑫2019／4／15現在、体調の顕著な改善はないが病状の悪化なく、建設業社長業務、緑内障眼底検査視野やや改善。

**事例10：脳梗塞《のうこうそく》の会員——機能回復で仕事復帰**

60歳の男性、2016／12／29、深夜AM2時発症、東邦医大病院入院、間もなく意識喪失、以下、医師の病状説明、頻脈性心房せん動、血栓による脳梗塞、心機能は異常低下、両肺に肺水腫《はいすいしゅ》などに緊急処置、しかし、今後心不全、再度脳出血・脳梗塞容体が急変、危篤な状態。連絡を受けて他人の脳梗塞・脳出血処置の情報転写BIO-

IT WATERを急送。
①2016／12／31、AMからBIO-IT WATER服用開始。
②2017／1／4、妻の呼びかけで目を開けおぼろな意識、左半身不随。
③1／14、リハビリ開始、足のサポーター装着。
④2／18、リハビリ病院に転院。
⑤2／25、個人情報使用のデバイス照射とBIO-IT WATER服用。
⑥3／10、個人専用携帯用デバイス作製貸与。
⑦8／17、リハビリ病院退院、つえを使わず歩行、以降、接骨院で治療。
⑧2018／4／2、空港の食器洗浄のパートPM2・00〜10・30、ベルトコンベアの仕事で立ったまま、時には30kgの水運搬のハードワーク。
⑨6月には本来の断熱の技術業務復帰を予定。
他に、脳梗塞、脳出血、クモ膜下出血の11会員、個人差はあるもののほとんどが機能回復。

## 事例11：パーキンソン病、胃ろうの会員

81歳の男性、60歳時にパーキンソン病診断、73歳時に胃ろう、言語不能、右手腕脚の動きにぶい、歩立歩行不能、めまい。

①2017／3／9、BIO－IT処置（個人情報使用デバイス照射とBIO-IT WATER）開始、処置直後歩立、室内歩行。

②3／11、歩立できるが歩行は不能、右腕の動きやや改善と電話報告。

③4／25、来所、元の歩立歩行不能状態、デバイス照射、処置後路上で10ｍほど歩行、前回より改善。

④5／18、心不全で処置停止の通知。

他に、5会員、個人差はあるもののほとんどが機能回復。

## 事例12：網膜動脈閉鎖症の会員

56歳の男性、2017/9、突然血圧上昇、左眼が発病。視覚を失う、英国で業務。
①2018/10/23、BIO－IT処置（個人情報使用デバイス照射、BIO-IT WATER服用と点眼）。
②2/26、来所、処置、近接の人の影姿が焦点の当て方でわかる、自分の腕の白いシャツと肌の色の違いがわかる。
③服用と点眼継続中。

**事例13：せき髄不全損の会員——笑顔を見せるまで**

53歳の女性、17歳のときトランポリン運動で事故、専門医の治療、その後東洋医学の治療。現在、寝付き悪く・浅い、時折頭痛、首筋・肩凝り、手足のしびれ、時々左右の腕の痛み、腰痛、膝など関節痛、背中の痛み、疲れやすい。35年間の悩み。
①2019/1/9、BIO－IT処置（個人情報使用デバイス照射、BIO-IT WATER服用と点眼）、頭痛と肩凝りほぼ解消、背中の痛み、腰痛、しびれなど改

善、久しぶりに笑顔。

②2／10、来所、前回の処置後改善の状態は少し戻る、2回目の処置。

③服用継続中。

## 2．その他の内因性疾病に対する主な処置事例

医療処置による各種疾病の機能回復の寄与率とＢＩＯ－ＩＴ処置による回復寄与率を評価することは困難です。ただし、医療処置に加えて、新たにＢＩＯ－ＩＴ処置を行ったことにより顕著な機能修復が起った事例があります。主な事例の明細（性別、年齢、病状、処置後の経過など）は割愛し、概要のみにとどめます。

事例①：前立腺がん　21事例、大半が初期、進行制御と完治例が多い、排尿機能の改善。

事例②：甲状腺がん　10事例、大半が初期・中期、進行制御と完治2例あり。精神不安定改善、安堵感《あんどかん》、ＱＯＬ改善。

事例③：膀胱《ぼうこう》がん　４事例、初期は進行制御、１例は術後の再発腫瘍消失。
事例④：ギランバレー症候群　２事例、進行制御、回復促進、脱力、しびれ、痛みなどの即効的な改善１例あり。
事例⑤：メニエール病　３事例、１例は即効的なめまい解消、その後再発、処置実施５年間再発見られず。
事例⑥：川崎病　１事例、１歳児、動脈瘤《りゅう》５カ所、成人後１カ所、手術、ハード業務の社会復帰。
事例⑦：クローン病　１事例、進行制御、ＱＯＬ改善。
事例⑧：潰瘍性《かいようせい》大腸炎　１事例、完治。
事例⑨：アトピー　38事例、改善程度個人差あり、完治例。
事例⑩：原因不明の疲労感　38事例、ほとんど顕著改善。
事例⑪：腰痛　26事例、ほとんど改善、再発すれば再処置。
事例⑫：膝関節痛　９事例、ほとんど改善、完治２例。
事例⑬：四十肩、五十肩　２事例、ほとんど改善、即効２例。

事例⑭：腱鞘炎《けんしょうえん》など　5事例とも急速改善、完治。糖尿病起因による四肢の激痛の急速沈痛。
事例⑮：飛蚊症《ひぶんしょう》　2事例、改善1事例、即効消失1事例。
事例⑯：近視、遠視　乱視　8事例、ほとんどが即効的な改善。
事例⑰：せき込み　6事例、処置後即効。

## 3．外因性疾病に対する主な処置事例

### 1．）外傷

事例①：重症火傷　患部にBIO-IT WATERを処置。医師の診断より速い修復。手などの軽傷や日焼けでは多くの会員から即鎮痛効果報告。
事例②：足首ねんざ　スポーツ事故3事例、即鎮痛効果、回復促進。
事例③：脱きゅう　スポーツ事故2事例、即鎮痛効果、回復促進。

事例④：恥骨分離症　スポーツ事故1事例、入院加療に処置併用・鎮痛・回復促進。
事例⑤：アキレス腱断裂　1事例、手術せずに加療、鎮痛、回復促進。

## 2．）細菌感染症

人間がつくった抗菌剤に多くの細菌類が薬剤耐性をもっています。結核菌など、複数の薬剤に耐性をもつ多剤耐性菌が増えています。薬剤開発と細菌のイタチごっこの戦いに人は苦戦を強いられています。腸炎ビブリオや大腸菌類の増殖制御基礎研究で成果を挙げています。植物や魚貝類では、感染予防・治療の多くの処置事例があります。しかし、人に対する処置は特定感染症の事例だけで、一般感染症の処置は行っていません。

事例①：マイコプラズマ感染症　2事例、疲れ・目の症状改善。

### 3）ウイルス感染症

ウイルスは細菌よりも迅速に薬剤耐性を獲得します。新しい抗インフルエンザ薬ゾフルーザは2018年3月に販売を開始されましたが12月には同薬への感受性が低下した変異株が検出されています。

事例①：帯状疱疹《たいじょうほうしん》　5事例、再発を含む、鎮痛、回復促進。
事例②：イボ　5事例、手の甲全体のイボ1例、完治は1年、他は2～5カ月で完治。
事例③：インフルエンザ　4事例、回復促進。
事例④：C型肝炎　2事例、進行制御。
事例⑤：AIDS　2事例共に重症、回復促進。海外事例多数あるも詳細不明。
事例⑥：クロイツフェルト・ヤコブ病　2事例、QOLやや改善。

# 第２章　新技術研究の礎

水産養殖の研究、π《パイ》ウォーターの解明で見えてきた生体を司る水の秘密

## Ⅰ．生態研究と水産養殖技術研究（１９５６〜１９７４）

☆水産資源学・生態学研究の７年間、忘れられないのは多くの生殖巣奇形（同じ個体で半分がオスの白子、半分がメスの卵巣。また精巣の上半分が白子、下半分が卵巣など）のサケ・マス幼魚を１９５６年に北太平洋で採集したことです。その６年後の１９６２年、米州５大湖の化学汚染による野生生物の性の錯乱を取り上げた『沈

黙の春』（レイチェル・カーソン著）が出版され、環境ホルモンが国際的な問題となりました。

☆1958年、日米加ソの4カ国共同国際オットセイ調査に参加しました。

☆水への関心を深め、文献資料収集を始めました。

☆1959年、水産養殖技術の研究開発に転じました（日本クルマエビ研究所に奉職：大洋漁業と日本水産KKの共同管理、3年後大洋漁業傍系の太平洋養魚KKに）。ここでも、エビの人工ふ化・種苗生産の際、超微量の鉄サビ、タール、タバコの灰などを含む飼育水は致命的な影響を及ぼすことを痛感しました。

☆1962～73年、ブリをはじめとしてマダイ、アユ、ウナギなどの魚類養殖技術開発に転じました（南海漁業KK：大洋漁業傍系、3年後太平洋養魚KKを吸収合併し、クルマエビ・ハマチ養殖KK）。第1の大きな課題は感染病対策、第2の課題は水温環境と適正給餌《きゅうじ》法《ほう》、適正肥満度・成長管理などでした。

☆1966年、日本魚病学会の前身となった魚病談話会設立に参加しました。

☆四国の宇和海沿岸で行ったブリ養殖の研究はその後ライフワーク、生命研究に大きな支えとなりました。

☆ブリ、マダイ、アジ、ボラの音響、光、温度、危険情報、好適情報など記憶期時間や個体間情報連絡などについて研究を行いました。

☆ブリは「鰤」と書き秀れた頭脳をもっています。危険な刺激を感知すると群れ全体にこの危険情報が瞬間的に伝達されます。この記憶の持続時間は12時間〜１日ほどです。

☆体長20〜25㎜の稚魚段階の群はランダムな泳ぎをしていて、強烈なエサの取り合いをします。エサにありつけない魚は成長が遅れ、この群れはイケスの端に追いやられます。この群れを虐《しいた》げられた群れと名付けました。成長群が満腹のときにエサを与えても、成長群が虐げられた群れの摂餌《せつじ》を妨害します。

☆しかし、体長が90〜１００㎜の幼魚段階になると、群全体がイケス内で円回遊の泳ぎになります。立体的に見ると群は円錐《えんすい》状です。個々の魚は同じ角速度の泳遊です。円の一定場所に投餌しても円の向かい側の魚が円を横切って摂餌することはありません。満腹した魚は表面から海面下に移ります。社会の形成です。

☆成魚の南北大回遊中でも、エサの群れを取り囲むように円回遊をして、平等に捕食する共存社会を形成します。

☆温帯海域では、水温が1年を通じ12～28℃ほどに変化します。

☆成長は体長（背の伸び）と体重（太り）があります。1年中背が伸びるのではありません。

☆稚魚も数え2年魚も3年魚も背がよく伸びるのは冬期の最低水温から海水温が17～18℃以上になる上昇期です。

☆稚魚の伸びは最高で1日に3・2㎜ほどに達します。その後は海水温が上昇しても、温度に関係なく1日の伸びは急速に少なくなります。その後、降温期に入り海水温が17℃ほどになると背はほとんど伸びません（図1）。

☆2年魚の最高の1日の伸びは3・2㎜より低く、3年魚はさらに低くなります。その後、1日の伸びは徐々に低下します。2年魚も1日の背の伸びに山と谷が起こります。3年魚以降も毎年1日の背の伸びに山と谷が起こります。

☆恒温動物の人間も胎児のとき、1日に3・2㎜ほどの最高の伸びを示します。その

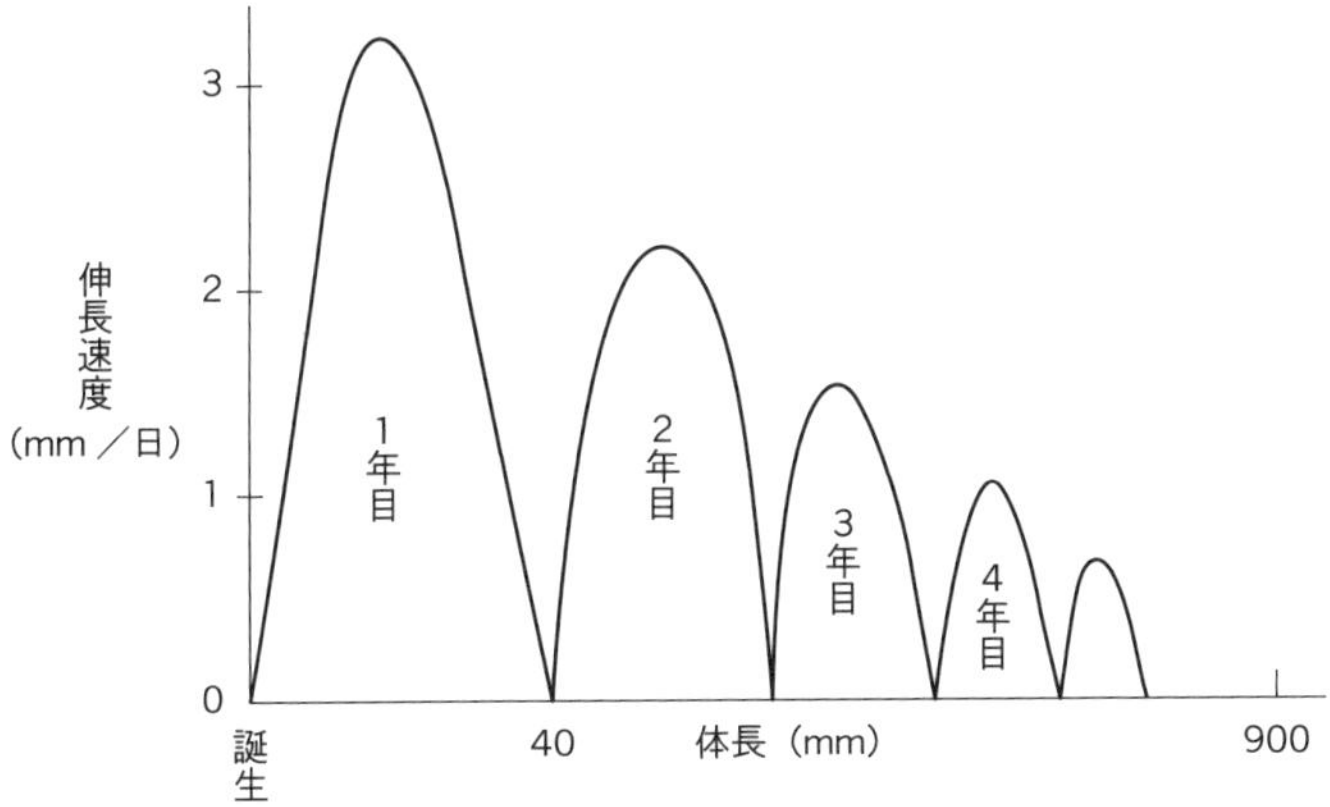


図１　体長に伴う伸長速度の変化（四国型－Ｓ型）

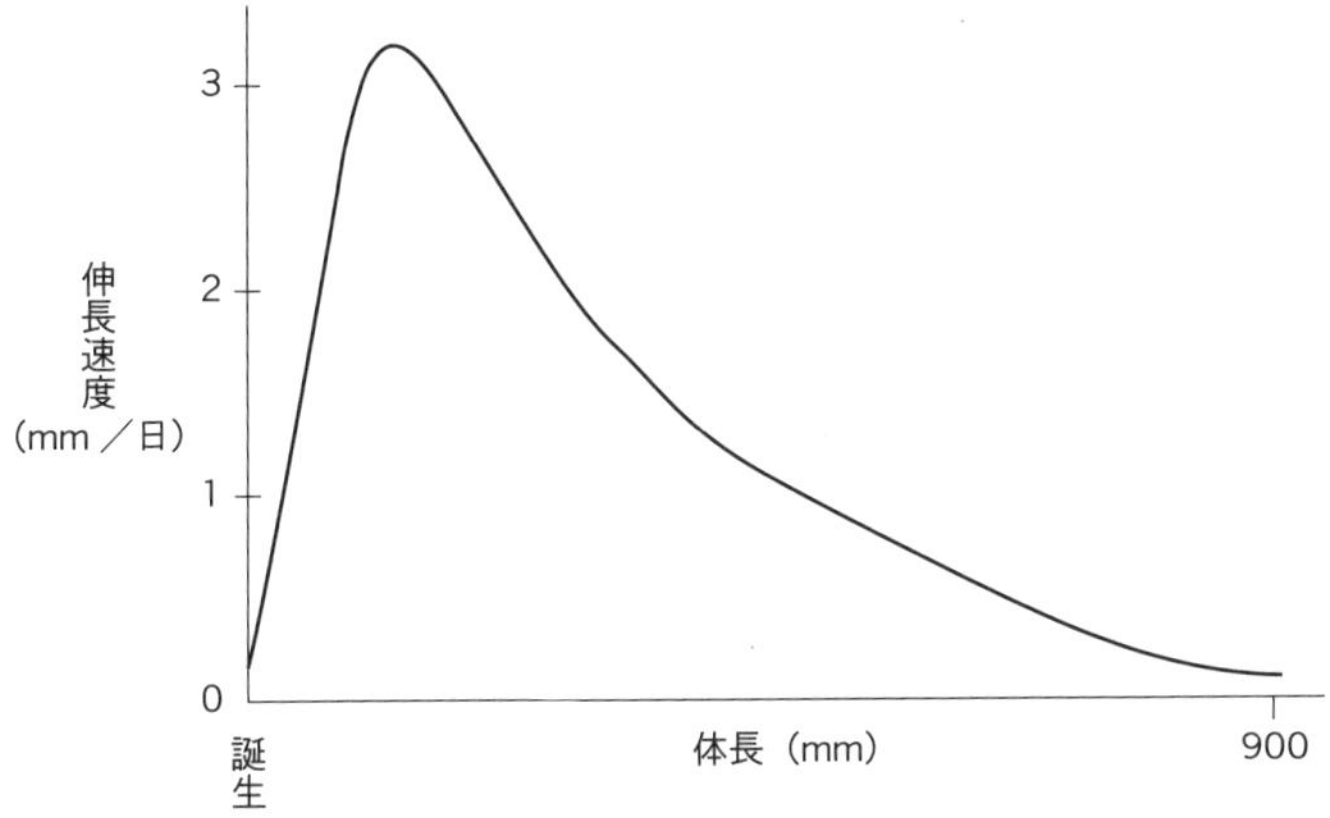


図２　体長に伴う伸長速度の変化（奄美大島型－Ａ型）

後1日の伸びは徐々に少なくなり17歳ごろに伸びが止まります。背の伸びの山は生涯1つです。その後摂取したエネルギーは太り方にのみ使われます。そして命が尽きる、これが人間の一生です。

☆ブリの寿命は7～8年で人間の寿命の1／10ほどです。ブリの1週間の体調不良は人間の2カ月間の不調に相当します。飼育管理には、ブリの時間と人間の時間の違いを理解することが必要です。背伸びの方だけから見ればブリは八生（成長速度の山が8回ある）になります。（図1）

☆背の伸びが3・2㎜に達し、その後、最高温度からのわずかな温度低下の日変化から真冬の最低温12℃を予知し、摂取したエネルギー配分を背の伸びから太りの方に多く回すようになります。そして冬の脂の乗った寒ブリになるのです。

☆一方、ブリを奄美《あまみ》の熱帯海域（海水温は28～21℃）で飼育すると、同じように最高の背の伸びは1日3・2㎜に達します。その後、背の伸びは生涯ゆるやかに低下し続きます。真冬の海水温が12℃以下にならないことを、温帯の真夏の温度変化の度合いのとのわずかな違いから「予知」するのです（図2）。

☆温帯海域で背の伸びが減速した初秋に、宇和海から奄美に転送すると数日で背の伸びが再開します。
☆ブリは年間最低温度の予知機能と、水温環境変化に対する適応機能をもっています。
☆背の伸び、背骨細胞の増殖にかかわる遺伝子が背骨細胞増殖の強・弱・停止のスイッチのカギを握っていると考えられます。
☆疾病や餌不足などにより背の伸びの低下が起こりますが、回復後この空白期間の成長遅延を戻すことはできません。しかし、翌年の昇温期に１日の背の伸びが高まり成長遅延を取り戻すことができます。これを「補償成長」と名付けました。
☆背は伸び盛りに、潜在力いっぱいまで伸ばすことが肝要です。伸び減速状態での過剰なエネルギーの投与は肥満による肝障害などの不健康状態をまねくことになります。適正給餌率による適正肥満度の研究を進め、飼料代の大幅削減に成功しました。
☆太りすぎ・過剰肥満（高肥満度）の状態では餌を与えなくても背は伸びます。バッテリーは蓄電量がある程度下がるまで点灯の明かり（照度）は変わりません。ブリも肥満度がある程度下がるまでは背の伸びは変わりません。

限界蓄電量が適正肥満度です。適正肥満度限界よりやや高い状態を保つ給餌量が適正給餌です（図３）。

☆１９７０～71年、熱帯海洋環境の徳之島でクルマエビの養殖試験を行い、成長促進の実績を挙げました。

☆１９７２～73年、アラスカニシン資源調査、河川湖沼のサケ・マス管理、沿岸資源調査に参加しました（東太平洋漁業ＫＫ：大洋漁業傍系）。

☆１９７４年、ブラジル国東北開発庁の海洋再開発調査にチーフとして参加しました（大洋漁業開発本部復帰、三井物産系列会社に派遣）。温帯海域では理解できない熱帯海域の生態を調査、生物学研究者には寒帯人間・温帯人間・熱帯人間的な感性が不可欠であることを自覚しました。

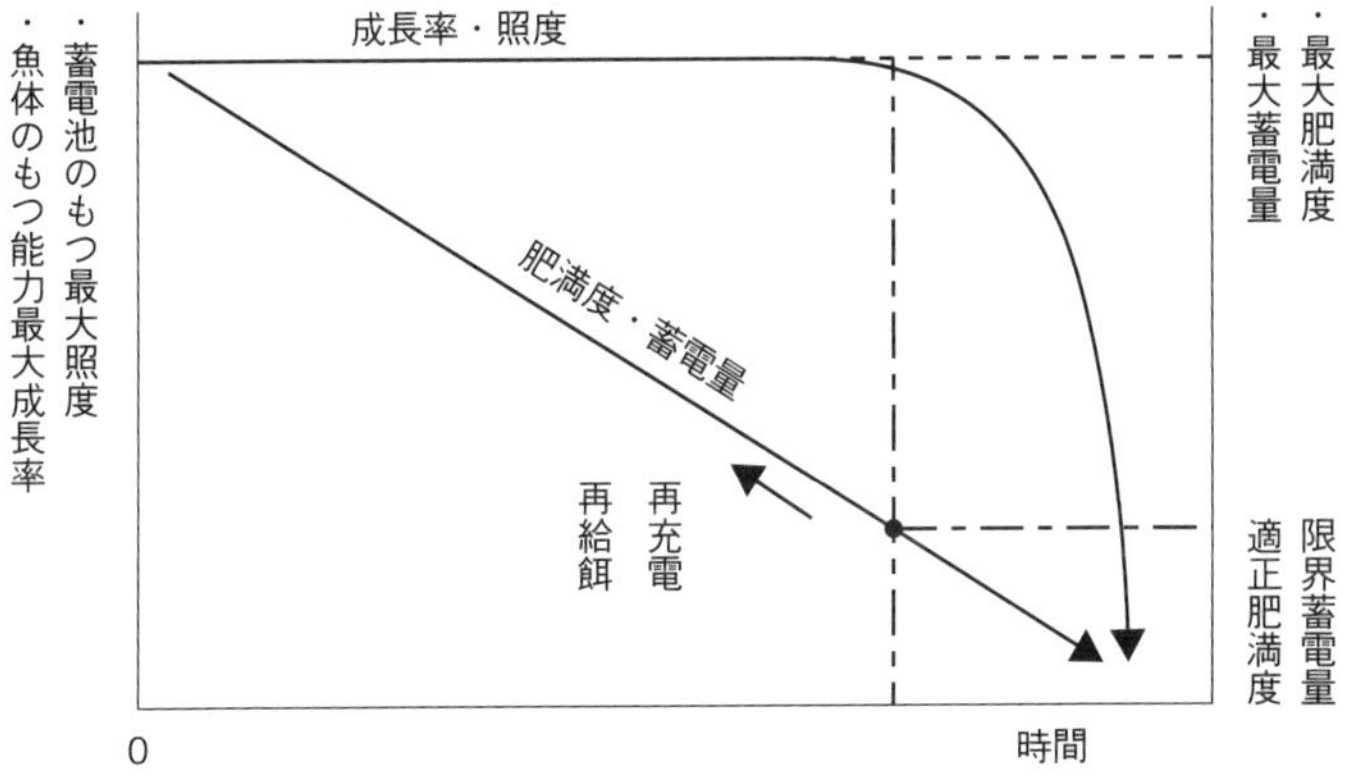

・蓄電池のもつ最大照度
・魚体のもつ能力最大成長率
成長率・照度
・最大肥満度
・最大蓄電量
肥満度・蓄電量
再充電
再給餌
限界蓄電量
適正肥満度
0
時間


図 3　適正肥満度

## Ⅱ．海洋牧場の研究（１９７５〜１９９０）

☆１９７５年、国の海洋牧場研究（家畜のように、魚を育てる、家魚化と称する研究）に財界の協力を仰いだ組織、海洋牧場システム研究会の設立に参加、幹事長を務めました（本社、研究開発本部復帰）。

☆以降、東京湾海洋牧場、鹿児島湾海洋牧場構想、沖ノ島海洋牧場構想の基本調査、さらに東シナ海海洋牧場の基本構想を作成しました。

☆１９７５〜77年、沖縄国際海洋博覧会政府出展アクアポリス・海洋牧場に参加、海洋牧場の企画・建設と運営に従事しました（日新海洋開発ＫＫ：大洋漁業傍系）。続く、ポスト海洋博アクアポリス市長の期間を通じ、奄美の研究成果の再現実験を行うことができました

☆水中音響発信と投餌《とうじ》時の興奮を関連付ける音響馴致《じゅんち》（好適情報の記憶）による群れ

の集合は円錐遊泳で、投餌時の興奮の轟音《ごうおん》は国内外の来場者から歓喜の声が上がりました。

☆温帯生物のブリを熱帯海域で飼育すると、雄が少なく雌雄比率の異常が起こりました。

☆数種の細菌とウイルス感染症、寄生虫（粘液胞子虫《ねんえきほうしちゅう》、奄美クドア）が発生、国内の研究者を結集した共同研究を行いました。

## Ⅲ．生命と水の研究概要（1978〜1990）

### 1．山下昭治博士とのπウォーターの研究

☆1978年、山下昭治博士と初面談、植物は気温が17・5℃より高い場合は高温として反応し、それより低い場合は低温として反応するということや、種子の温度と

光処理によって、長日植物（アサガオ）が真冬に開花する話を聞きました。ブリの成長・成熟と海水温などの研究を説明、前述の17〜18℃に植物とブリ（魚類）の相似点に驚き合いました。これを機に交友、技術と理論の指導を受けました。

☆名古屋大学農学部の五島善秋教授、山下昭治博士は花芽分化にかかわる光と温度についての研究に取り組む中で、花芽分化の段階で重要なカギとなっているのが植物の生体水そのものであることに気づきました（１９６４年）。

☆山下博士はこの生体水の成分解明の研究を進め、特殊な鉄塩「二価三価鉄塩」が関与していることを突き止めました。

☆博士は二価三価鉄塩（$Na_2Cl_5$ 複合体）、ビタミンE、補酵素 $Q_7$ を使って生体水に近い水の調製に取り組みました。これを「πウォーター」と名付けました。

☆博士は１９８３／４／11、二価三価鉄塩製法特許を出願しました。

☆博士は１９８４／３／６、二価三価鉄塩を使い、Al 複合体、NaCl 複合体、$MgCl_2$ 複合体、植物繊維複合体、大豆タンパク複合体の製法特許を出願しました。

☆ NaCl 複合体と $MgCl_2$ 複合体の水溶液は πウォーターに準ずる諸機能をもつことか

ら、同じくπウォーターと呼ばれています。私はこれを「人工生体水」と名付け、区分しています。

☆そのころ、山下博士は人工生体水を使ったセラミックス（πセラミック）製造の研究をしていました。

☆博士によるπウォーター使用の主な効果研究は次の通りです（研究の詳細は、『生命成立の原理——新しい生命科学の出発』（山下昭治著、１９８５年、造型社）参照）。

①生体組織の保存（１９７０／10／30）、白ネズミの筋組織を保存、１年後の11月組織の一部を採取し培養、24時間後２・５倍。１９８５年現在保存中（次ページ写真）。

②ウイルス感染阻止、タバコモザイクウイルス感染阻止率90％以上。

③がん細胞の増殖阻止、ヒトの胃がん細胞の培養実験、πウォーターの濃度（脂質濃度２×$10^{-12}$Ｍ《モル》／Ｌ《リットル》）で、対照区の正常細胞は増殖活性、試験区のがんは増殖抑制。濃度が１／２以下では両区にほとんど差が見られず、濃度２倍で胃がん細胞の増殖半減、濃度３倍で両区の差がなし。

④脱イオン反応、金属、金属塩は通常水中でイオンを生じるが、πウォーターではイ

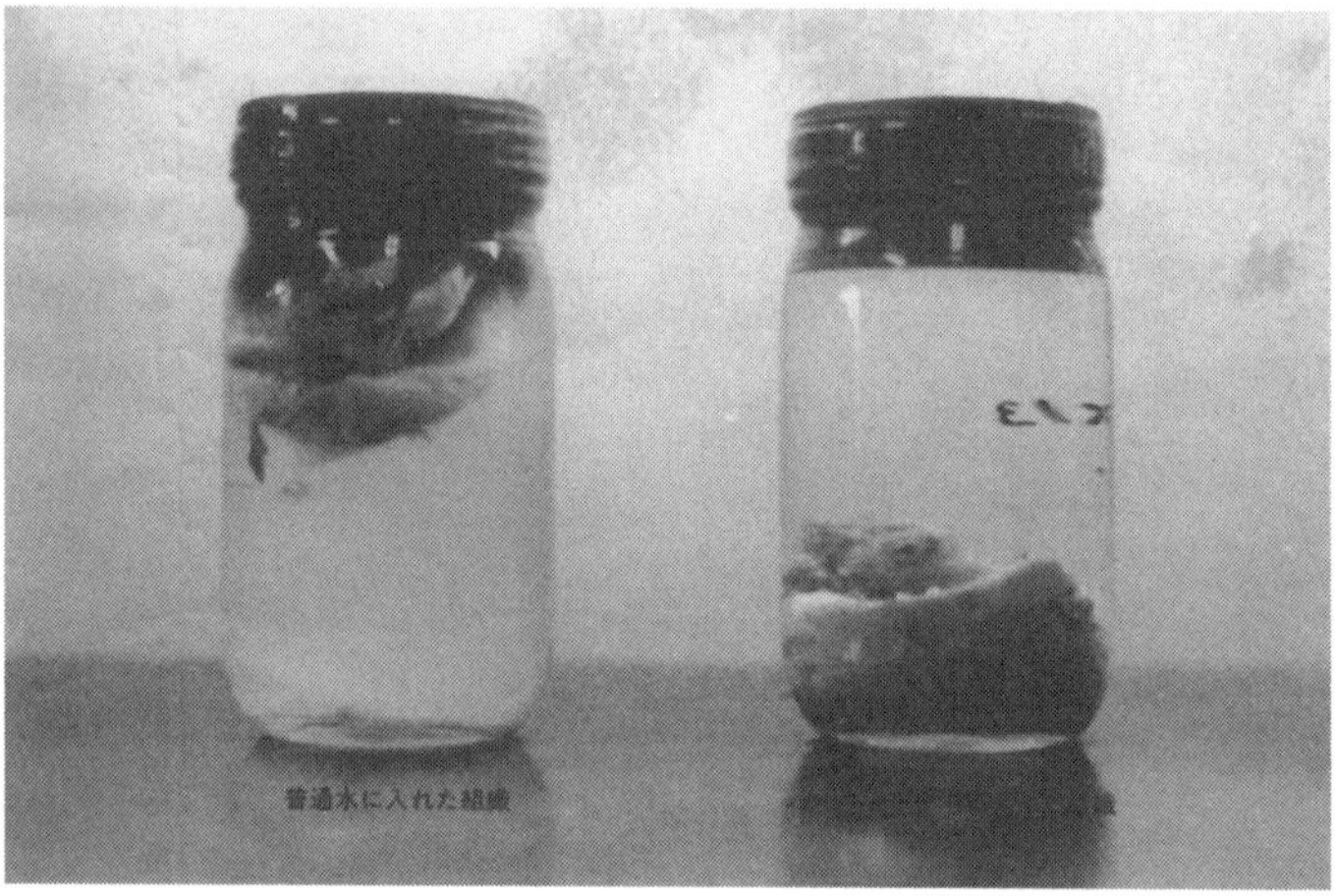


白ネズミ組織の保存試験

オンが生じない。
⑤高分子有機化合物の生成、親水性タンパク質が疎水性タンパク質に変化。
⑥生物および生物圏におけるπウォーターの作用。
a．成長促進
b．生体機能（運動、消化、吸収など）の増進
c．温度や光に対する適応能力の増進
d．再生機能（障害を受けた細胞組織の再生）獲得
☆１９７８～86年、生産者の協力をもとに、山下博士提供のπウォーター使用（種子処理、若芽処理、土壌改善、飲用水処理、飼育水処理、飼料処理など）した以下の諸現場実証研究を行いました。
①農作物（成長、生産量、品質、連作障害、疾病予防など）：
ポテト、ホウレンソウ、カボチャ、メロン、モヤシ、牧草など。
②畜産（出産数、成長、生産量「出乳量、産卵率、有効産卵期間」、疾病予防、治療、排せつ物分解利用、ハエ、防臭など）：

酪農（乳牛）、養豚、養鶏、ミンク飼育。

③水産（高密度蓄養、酸欠対策など）：

ケガニ、ズワイガニ、養殖ギンザケ、マツカワカレイ。

④加工（鮮度保持、酸化制御、生産効率、細菌対策など）：

冷凍用貝柱、冷凍カマボコ、ボイルケガニ、生ハム、豆腐、揚げ油、豆乳など。

☆πウォーター使用の評価。

①これまで起こり得なかった諸生命活動が起こることがありました。

②しかし、その再現性、確実性には問題がありました。

③疾病予防治療にはほとんど効果が見られませんでした。

④πウォーターの使用マニュアルがありませんでした。

⑤実験協力者以外のπウォーター使用者からも同上の評価でした。

効果が見られた事例は、

a．出乳量増加

b．牧舎のハエと悪臭削減

c．ズワイガニ蓄養水の溶存酸素量異常低下でも生命維持

d．鮮度保持、細菌制御（モヤシ、サケ、ボイルカニ）

☆１９８５／４、πウォーターと人工生体水を二価三価鉄塩から自家調製しました。

☆日仏水産養殖シンポジウム（マルセーユ）でブリの養殖技術研究成果を発表しました。

☆１９８６／５、水と生命に関する啓蒙書《けいもうしょ》の出版を企画、『生命科学の原点と未来――現代科学への呈言とパイウォーター理論』（共著、山下昭治編、造型社）を出版しました。

## ２．養殖、水の研究と国際協力（１９８７〜１９９８）

☆１９８７年、社命により①養殖事業検討プロジェクト、②ＪＩＣＡ協力プロジェクト、③πウォーター応用研究プロジェクトのリーダーを務めました。

☆エビ養殖事業の国際的な未来展望、黒マグロ養殖事業展望の検討には、これまでの

研究実績が役立ちました。

☆アジアの諸沿岸国・島嶼国《とうしょこく》、アフリカインド洋沿岸国、中南米国におけるJICA業務は養殖の技術指導・実態調査・開発企画、養殖施設・研究施設の建設運営などでした。熱帯海域における生命と水と温度と光の関係を熱帯人的感性で受けられるようになりました。

☆1988/5、山下昭治博士の有機物合成の実験研究を見学することができました。

a．空気と精製水とπウォーターの混合でアンモニア（$NH_3$）が生成（窒素固定反応、ネスラー試薬で確認）

b．$CO_2$と精製水とπウォーターの混合で蟻酸《ぎさん》（HCOOH）が生成（炭素固定反応）

c．aとb混合でアミンが生成（ニンヒドリン反応で確認）

d．さらに、アミンからアミノ酸が生成されると推察

☆1989/6、人工生体水を使用し、大型サメ肝臓よりスクアレンを抽出しました。また、イワシから魚油を抽出、いずれも長期間酸化制御に成功しました。

☆1989/11、精製水とπセラミックスを使い銅線の酸化制御の実験を行いました。

２０２０／5現在、試験区はほとんど酸化していません。
☆１９９０／3、定年退職、水産技術士事務所を開設しました。
☆１９９０／5、πセラミック製造法の研究に着手、ノウハウを確立しました。
☆１９９１／4～7、マダガスカル共和国のエビ養殖技術の指導を行いました。
☆１９９２／2、冬期の雪がかかっている中で、朝顔を咲かせました（次ページ写真）。人工生体水に冬期の温度と光の処置をし、朝顔の種子処理を行いました。短日植物が長日植物の特性を示したのです。
☆１９９２～93、冬眠についての理論研究を行いました。冬眠動物はあらかじめ来ることを予知し、寒さと絶食に耐える生理状態（アメリカクロクマの事例：体温は33℃で夏より5～6℃低く、心拍数は55～59回／分、代謝量は通常の1／4）となって冬を過ごすのです。冬眠を誘発する特殊なタンパク質は見つかっていません。代謝が低くなるのは、細胞を構成するタンパク質が小型化し、それを取り巻く水分子の運動速度が遅くなる（2枚の板ガラス間の水のように、水の構造化が高まる）と考えました。タンパク質の小型化を誘発するのは、冬眠動物に特有の遺伝子がかか

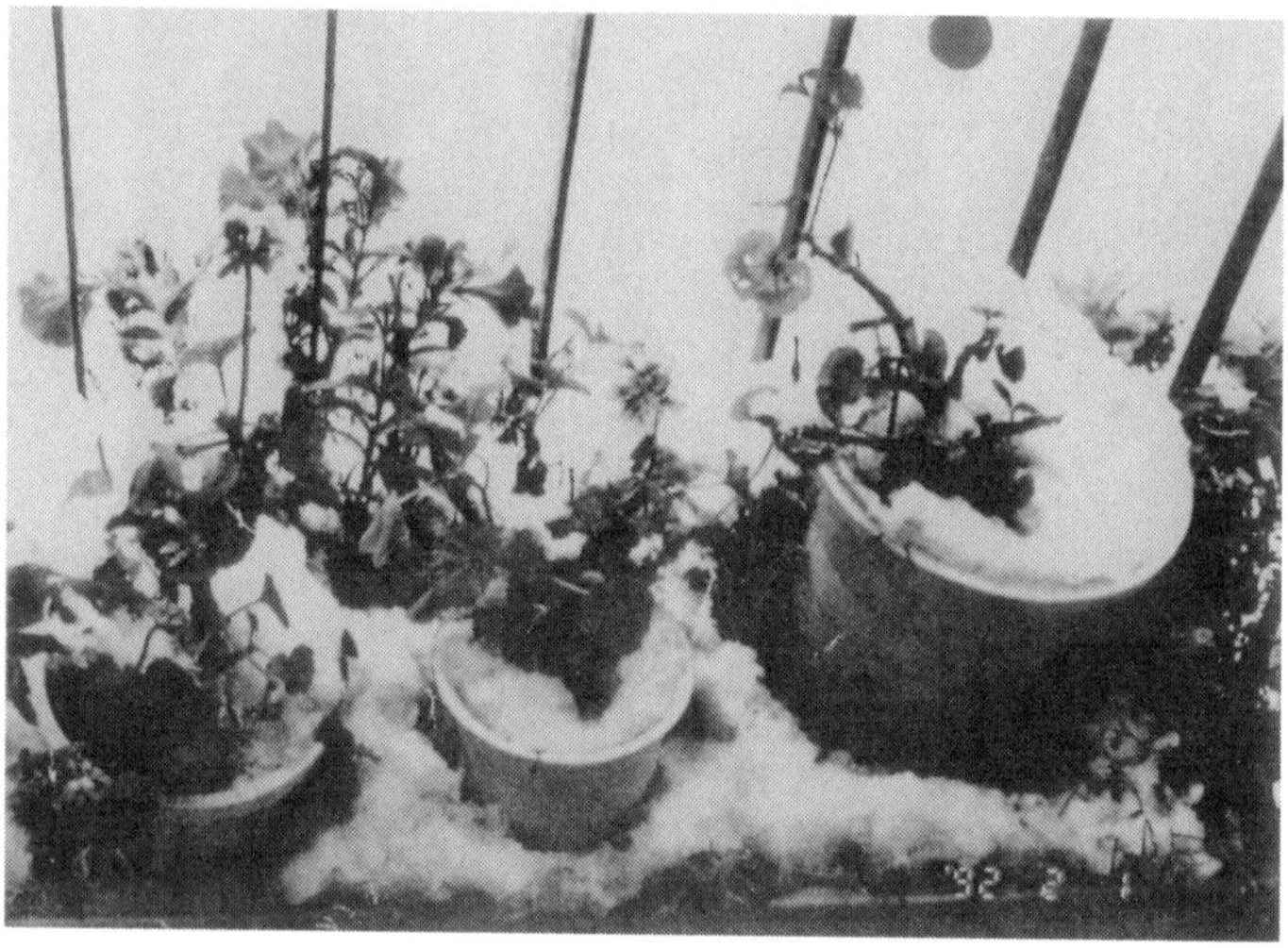


人工生体水によって雪のかかった朝顔に花が咲く

わりあっており、この遺伝子のスイッチをオン、春にはオフにするというメカニズムの仮説を立てました。米国のある科学者から、冬眠中の小型動物をライオンに与えるとライオンも冬眠に近い状態になると聞いたことがあります。現在、このメカニズムは小型動物のタンパク質を取り巻く細胞内水が遺伝子オンの状態を記憶し、情報としてライオンの代謝にかかわる細胞・タンパク質を取り巻く細胞内水に伝達されたのであろうと考えています。

人間の冬眠状態が記録されています。２００６／10／7、六甲山で遭難し、10／31に発見されるまでの23日間意識を失っています。発見されときの体温は22℃で、ほとんどの臓器は機能停止の状態でしたが、後遺症を残さず回復しました。低温麻酔なのでしょうか。通常低温麻酔は30～33℃で行います。

☆１９９３～94、原子力発電所の温排水を活用した淡水ロブスター・マロン（豪州産、食用ザリガニ）の移植、養殖普及を目指し、人工ふ化技術、育成、人工生体水を使った飼料開発などを行いました。

☆１９８５年頃台湾のエビ養殖場で強病原性・致死性のバキュロウイルスが出現、またたく間に日本をはじめとして東南アジア全域にまん延してクルマエビの被害が拡大していました。

☆1994年、人工生体水やπセラミック処理をした飼育水を使い、この疾病に対する感染予防・制御の実験研究を行いました。期待した効果は得られませんでしたが、今後の可能性をうかがわせる面が多々ありました。

# 第３章　生命情報科学とその応用研究（１９９４～現在）

磁場で生体情報を反転して転写できる。エビの感染が激減できた

## Ⅰ．東京生命科学研究所の設立——情報こそ生命の鍵

☆１９９１年ごろから、定年後の生き方を真剣に考えるようになりました。１９９４／７、海洋牧場システム研究会の幹事長を辞任し、老後のライフワークを生命情報研究と決め、私設の東京生命科学研究所を開設しました。

☆π技術がかかえている大きな課題は再現性と確実性です。１９８７年以降、補酵素

Q10使用や塩化カリウム追加などして改善の研究を続けましたが、顕著な成果を挙げられませんでした。

☆クルマエビのウイルス感染症の対策研究に悩み、改善に、どのような物質を追加すればよいのか暗中模索の状態でした。

☆人工生体水の機能を富士山の頂上とすれば、現在の人工生体水の機能レベルは2合目か3合目ほどと思われます。9合目〜頂上は神の領域のように永遠に到達不能の世界に見えました。苦悩し続けついに人工生体水の改善研究を断念しました。

☆1995年、ふと人工生体水がもつ記憶能を活用する方法が浮かび上がりました。

☆人工生体水に意図する機能や情報を伝達する新しい研究です。

☆ヒトもすべての生物も生き続けるために栄養（エネルギー）は不可欠です。しかしながら、たえず変化する体内の環境（身体異常化、ストレスなど）と体外の環境変化に対して適切に対応しなければ生きられません。

☆体内外環境変化は刺激・情報として感受し、体内に伝達し記憶されます。

☆生きること（生命現象。生命活動）にかかわるすべての体内外環境情報（光、音、温度、湿度、他の生物・物体など）を「生命情報」と名づけ、研究の対象になります。

☆従来の生命情報科学（バイオインフォマティクス：BIOINFORMATICS）は、遺伝子やタンパク質がもっている「情報」といえるものを情報学や統計学などの手法を用いて分析し、生命について解き明かしていく学問です。

☆私の生命情報の概念とは大きく異なります。

☆現在、音（音楽など）と光（画像など）は記録し、その記録を再現する技術が驚異的な進歩を続けています。例えば、細菌やウイルスなどの姿。組織・細胞・遺伝子からタンパク質までの映像を記録できます。

☆しかしながら、細胞やウイルスが発信する重要な性質「病原性」情報を記録する装置は開発されていません。

☆すべての生物は病原体に感染発病すると病原体と戦う何らかの防御法をもっています。ヒトは「自然免疫」機能をもっています。ナチュラルキラー細胞（NK細胞）はその代表的な戦力です。

☆さらに、ヒトとせきつい動物は、一度感染発病した病原体の病原性という性質を記憶し、再感染したときに即応できる抗体の設計図を記憶する「獲得免疫」機能をもっています。

# II．磁気装置と記憶媒体の研究開発

## 1．初期の研究――磁気を応用して生命情報をつかむ

☆物質は物体という姿・形と情報性質という2面性があります。この性質を分離記録し、さらに人工生体水に転写して機能を高めようとする研究です。

☆当時「波動測定器」と称する装置が注目を浴びていました。1989年米国で開発された磁場共鳴分析機（Magnetic Resonace Analyzer MRA）が江本勝氏により日本に導入されました。これに刺激を受けて数社の類似装置が出回っていました。

☆この装置は、臓器・器官などの異常を判定し、その原因を突き止め、さらに修復を行うことや、体内の有害物質の除去、さらに免疫機能をも高めるなどの機能をもつといわれていました。
☆通常水にさまざまな意識（善意や悪意など）を与えると、結晶の形成が大きく変わるという本も出版され話題を呼びました。
☆この装置の英名ＭＲＡは、医学面でのＭＲＡ（磁気共鳴血管撮影法）と全く異なるものです。
☆当初、この装置や類似の装置に関心をもち使用してみましたが、科学的な疑問があり中止しました。
☆１９６５年永久磁石を使用する装置の研究を始めました。
☆磁気記録は磁性体（磁気を帯びやすい物質）の残留磁気の性質を利用した方法です。
☆画像には、映画のような時間で変化する残留磁気の強弱を使う流動画像があります。
また、絵画や写真のように時間で変化しない残留磁気を使う静止画像があります。
☆病原性は時間で刻々と変化する性質ではないので、その記録法は静止画像と同じと考え装置の構造を考えました。
☆装置は2個のネオジュウム強力磁石AのN極と、磁石BのS極が対立し、A箱とB箱の間隔は自由に変えられるものとしました。その中間の磁極間に病原体など検体を置き、磁力線を通過すると病原性が分離されるのではないかというねらいです（図4）。
☆同時に、この分離される場合の情報を記録する記憶媒体（磁気テープ）の研究も始めました。映画用の磁気テープ切片を人工生体水で処理しました。
☆この装置（以下、デバイスという）の磁石AのN極寄りに検体を置き、磁石BのS極間に磁気テープを置くことで検体のもつ性質を記録しようとする研究です。
☆この記録を確認する方法として、健全な植物、活性賦活剤、細菌などを使い人工生体水を処理し、機能の変化を見る生物栽培実験を考えました。
☆しかし、容易に実行できないことから、O－リングテストで研究の成果を見る手法も考えました。
☆試行錯誤の末、

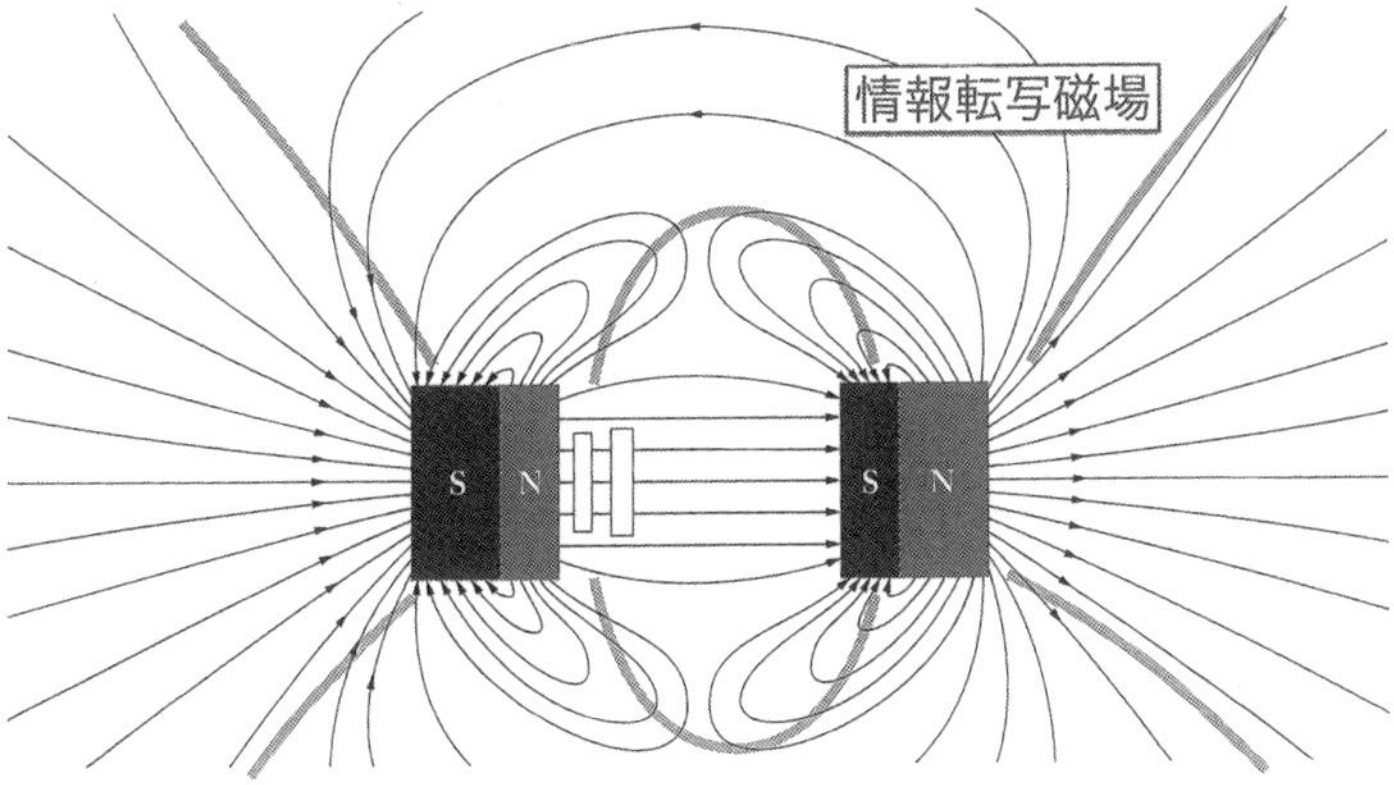


図４　デバイスの磁場

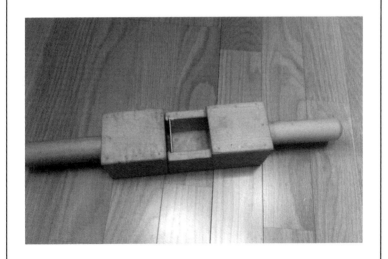

a．検体の性質とその逆の性質の磁気テープへの伝達

b．検体を取り除き、替わりに処置済みの磁気テープをリセットし、人工生体水への伝達

c．人工生体水からヒトへの転写の研究に着手しました。

☆1996／1／13、この研究を支援する歯科医F氏の母親の筋ジスで歩立歩行ができない方に装置を使う初めての機会を頂きました。磁気テープをセットした磁石A、Bの間に脚足を2分間ほど挟み、その後磁石AとBを接続してその外磁場を患部に数分間照射しました。その結果、歩立することができましたがすぐに元に戻りました。その後、人工生体水の服用（1日2回）と1週間おきに照射を3回続け歩立時間の改善が見られました。以降、F氏の都合で来所できなくなり中断しました

☆1996／8／9、F氏の紹介で若年性リウマチ（関節型、女性、12歳）の方に同様の処置を行いました。断続的に処置を続け、10／26には腫《は》れ、こわばり、痛みの若干の緩和が見られましたが以降中断しました。

## 2. エビを使った本格的実験研究——養殖業者を困らせたバキュロウイルス

☆１９９０年以降、バキュロウイルス（Penaeid-rod-shaped DNA Virus）の感染は止まらず世界中のクルマエビ科ウシエビ（ブラックタイガーとも）やバナメイエビの養殖場に拡大し、国内外の専門家がその対策を研究していました。

☆人工ふ化による大量種苗生産し、養成を始めた直後に海水媒体の環境感染が起こり、感染エビは食欲が急速に減退します。感染後１～２週間で大半が死滅します。繰り返し種苗生産を行い放養しますが壊滅状態が続き、事業閉鎖の内外の養殖場が陸続しました、この感染防御法は無に等しい状態でした。

☆１９９６／４、バキュロウイルス対策研究の公的助成金下付の認可（兵庫県商工部、新技術開発支援）を頂きました。総額１億５０００万円、半額が自己負担、３年間という条件です。

☆抱えた大きな課題は半額資金提供の協力企業と実験研究を行う協力研究組織を探す

ことでした。大変長い日時を要しましたが、幸いに、水産用電子・電気機器製造2社、と下関の国立水産大学校疫学教室教授の高橋幸徳博士（世界で有数の魚介甲殻類の疫学研究者、特にクルマエビの免疫賦活研究の第一人者）、およびエビ養殖の最古参専門家（日本クルマエビ研究所の人工ふ化／養成開発従事で同僚、後国内最大の養殖場責任者）の協力が得られました。

☆１９９７／５、実験研究を総合的に始めました。

## １）病原性ビブリオ菌の増殖制御実験――ついに「反転場」を発見する！

デバイスを使ってウイルスの増殖の様相を調べる実験はできないため、同じくエビに対して致命的な病原性を示すビブリオ菌（Vivrio penaecida）で実験しました。

デバイスのビブリオ菌と磁気テープをセットした処理を行い、ビブリオ菌を取り外して磁気テープを残します。デバイスの周辺に、ビブリオ菌を塗布した複数の寒天培地を置き、コロニー（増殖してできた菌の固まり）の形成状況を調べました（１９９

７／７／３～５）。その結果、コロニー形成が全く見られない部分とコロニー形成数がさまざまな培地、および対照（デバイスの磁場から十分に離した場）と同様のコロニー形成が起こる場がありました。

この実験を繰り返す際に、たまたまデバイスのA磁石とB磁石を離さずに磁気テープを取り外すことがありました。この磁気テープをリセットした実験では前実験と異なるコロニー形成になることに注目し、検討しました。

１９９７／７／31～８／２、あらためてコロニー形成ゼロの場に磁気テープを置き、デバイスにリセットした実験を行いました。その結果、７／３～５と７／31～８／２では、コロニー形成数の様相がほとんど逆転していました（図５－１、図５－２）。

☆このデバイスと磁気テープを使ったシステムは病原性の記憶が可能であることがわかりました。

☆同時に、前述の筋ジスと若年性リウマチの方のわずかながらも改善した事由がわかりました。

☆コロニー形成皆無の場を「反転場」と命名しました。

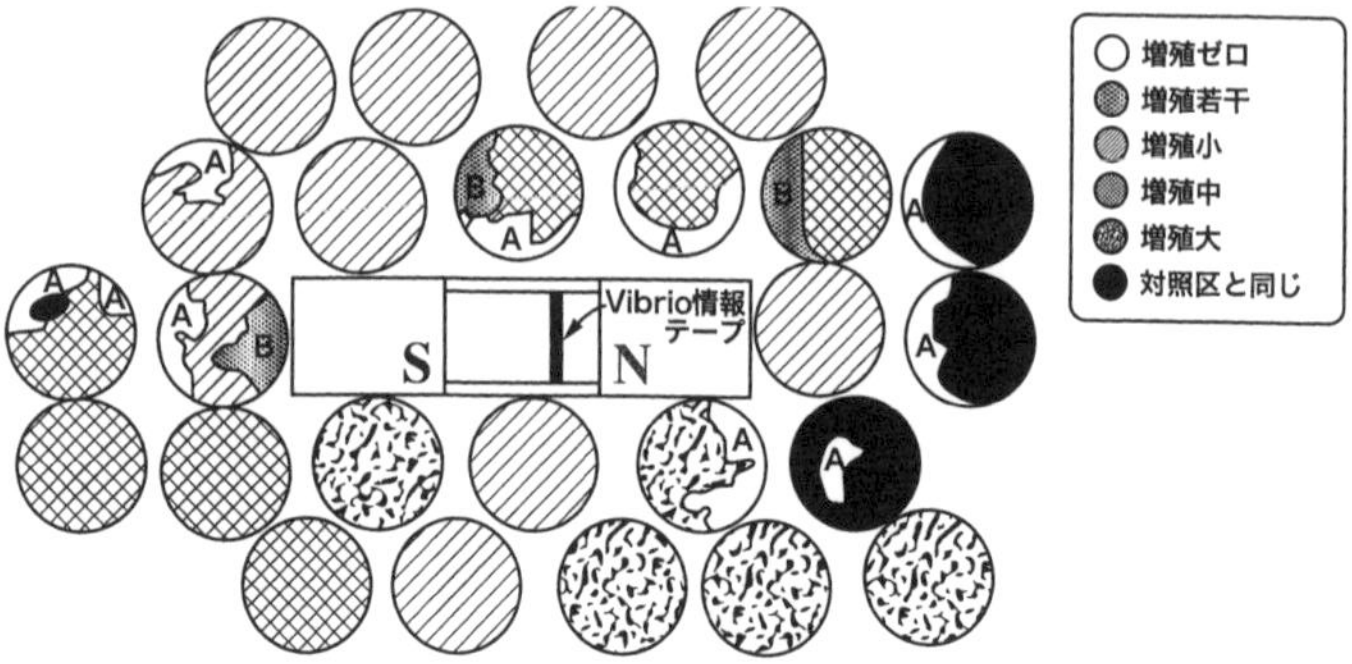


図５－１　Vibrio 情報テープ装置磁場周辺の増殖状況
磁気装置にビブリオ菌の情報テープを装着すると、増殖が対照区と同じ程度から増殖ゼロの寒天培地が周辺に見られた。

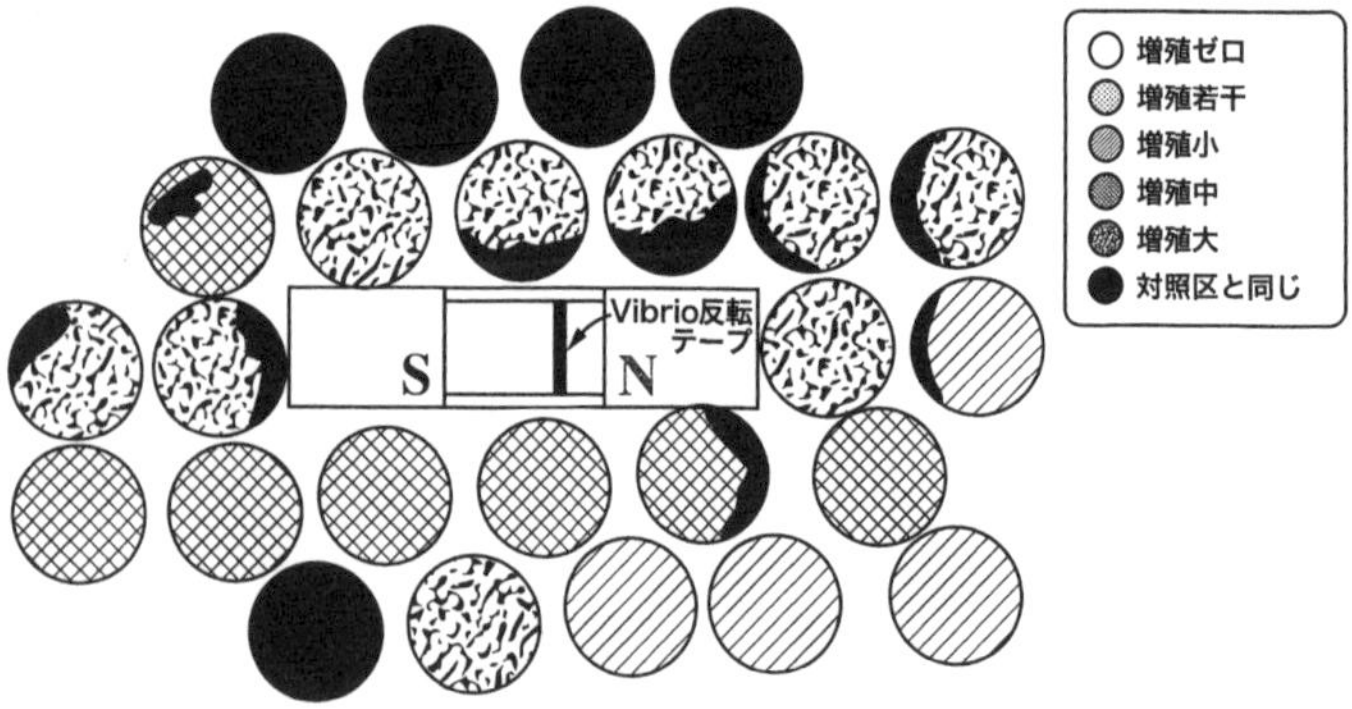


図５－２　Vibrio 情報反転写テープ装置磁場周辺の増殖状況
ビブリオ菌情報の反転写テープを装着すると、増殖の様相は正転写の反対を示した。

## 2）エビの免疫賦活《ふかつ》実験——貪食能《とんしょくのう》が６００％高まる

☆エビに最大の免疫賦活を獲得させる免疫賦活物質（ビフィズス菌由来のペプチドグリカン）の投与法について、高橋教授の綿密な研究があります。

☆１９９８／２／13～23、この処理をしたエビの血液の賦活をあらためて確認しました。

この血液をデバイスにセットし、磁気テープを作製しました。次にこの磁気テープを使って人工生体水を処理しました。

☆実験に使用する飼育水に異物（エビの免疫細胞が捕食）を混入し、１対照区は飼育海水、２実験１区は、処理人工生体水を含む高い湿度の気泡を飼育海水に吹き込むエアレーション方式、３実験２区は、デバイスに処理済み磁気テープをセットし、デバイスをチューブで巻きポンプを使って飼育海水を循環するポンプ方式を準備しました。幼エビを飼育開始後10日間の異物貪食状況を調査しました。

☆この結果、ポンプ方式では、対照区に比べ実験２区の方式の貪食能が６００％ほど

## 免疫（自然免疫）の賦活

体内に侵入した細菌・ウイルス等との初戦に打ち勝つ自然免疫：食い殺す力の活性

**BIO–IT で１〜２日後で倍増、**
**10 日後には６倍（600％）も賦活**
**健康・感染予防治療に適用**

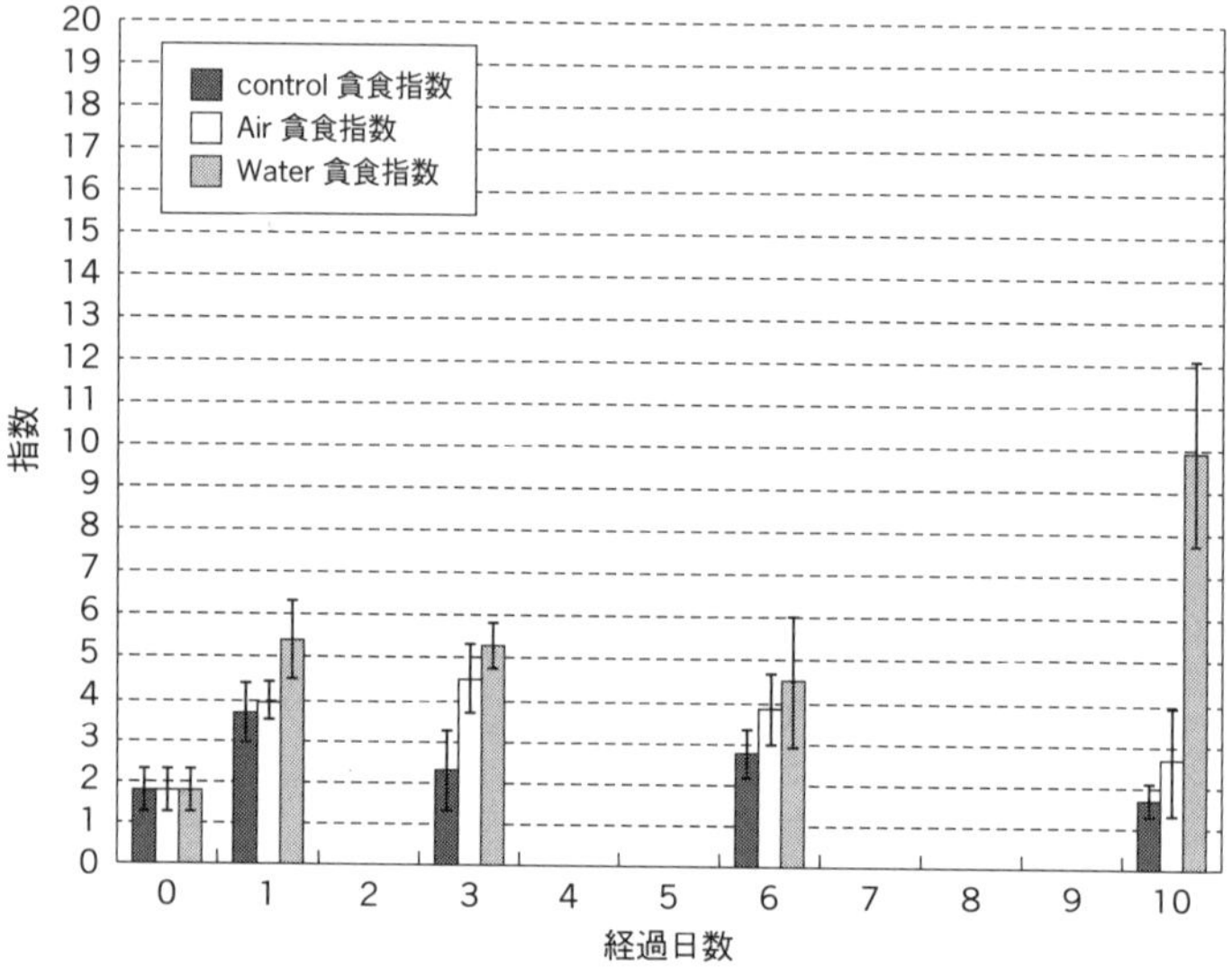


図６　貪食機能制御試験—貪食指数
（1998. 2／13〜23　於国立水産大学校疫学教室）

高まる成果を得ました（図6）。

### 3）飼育実験──反転磁場でウイルスを制御する

☆1997／8、第3回目実験：実験区1、2の飼育海水は上記エアレーション方式供試およびポンプ方式を準備しました。エビに強制感染（感染エビの患部を使って作製した海水にエビを浸漬する方法：養殖場で起こっている感染強度の約1万倍以上と推定）を行いました。対照区は通常の無処理海水は3～5日間でほぼ壊滅状態でしたが、実験区1、2は60％の生存率（10日間）を示しました。4、5回の実験でもほぼ同様の成果が得られました。

☆1997／10、ウイルスの反転場と免疫賦活転写の人工生体水を使ってセラミックスを焼成し、同様の実験を行い、上記実験に準ずる成果を挙げました。

養殖場のばく大な水量であることと潮の干満差を利用していることから、飼育環境水の処理法を研究しました。

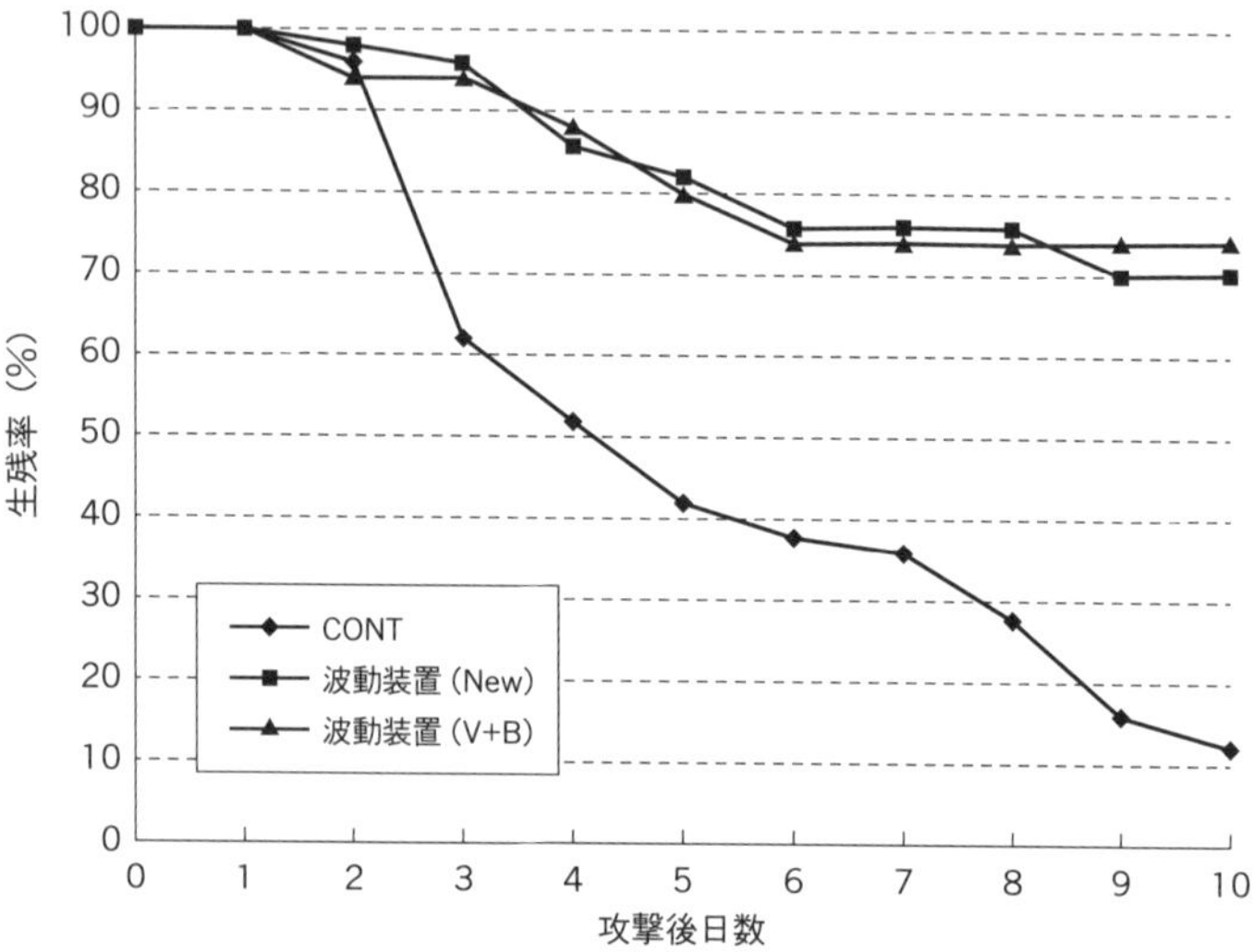


図7　飼育環境水をポンプアップの循環方式①およびエアレーション方式②によって情報処理したときの生残率（感染攻撃強度大）

☆１９９７／11、第６回目実験：感染強度を前回の１／２程度とした実験区の生存率70～75％で、対照区の生存率は10％あまりでした（図７）。

☆１９９７／12、第７回目実験：ウイルス感染浸漬液を前回の１００倍希釈とし、自然感染により近い感染強度としました。実験区の生存率は90％ほどで対照区は50％ほどでした（図８）。

☆１９９８年度の室内実験は自然感染の状況を推察する実験を行いました。自然界の健全な稚エビ・幼エビの摂餌力はおう盛で共食いも見られます。ウイルス感染で死亡したエビを捕食した場合の感染制御の状況を調査しました。集約高密度の養殖場では想像以上に感染拡大が起こることがわかりました（詳細は割愛）。エビは環境感染と捕食感染の両面から危機にさらされるのです。

☆同時に第９回目実験はウイルスに感染したエビを共食した状態と想定される高密度感染としました。その結果対照区は３日、後にほとんど死亡しましたが実験区では80％ほどが生き残りました（図９）。

☆１９９８年度は養殖場における現場実験も行いました。

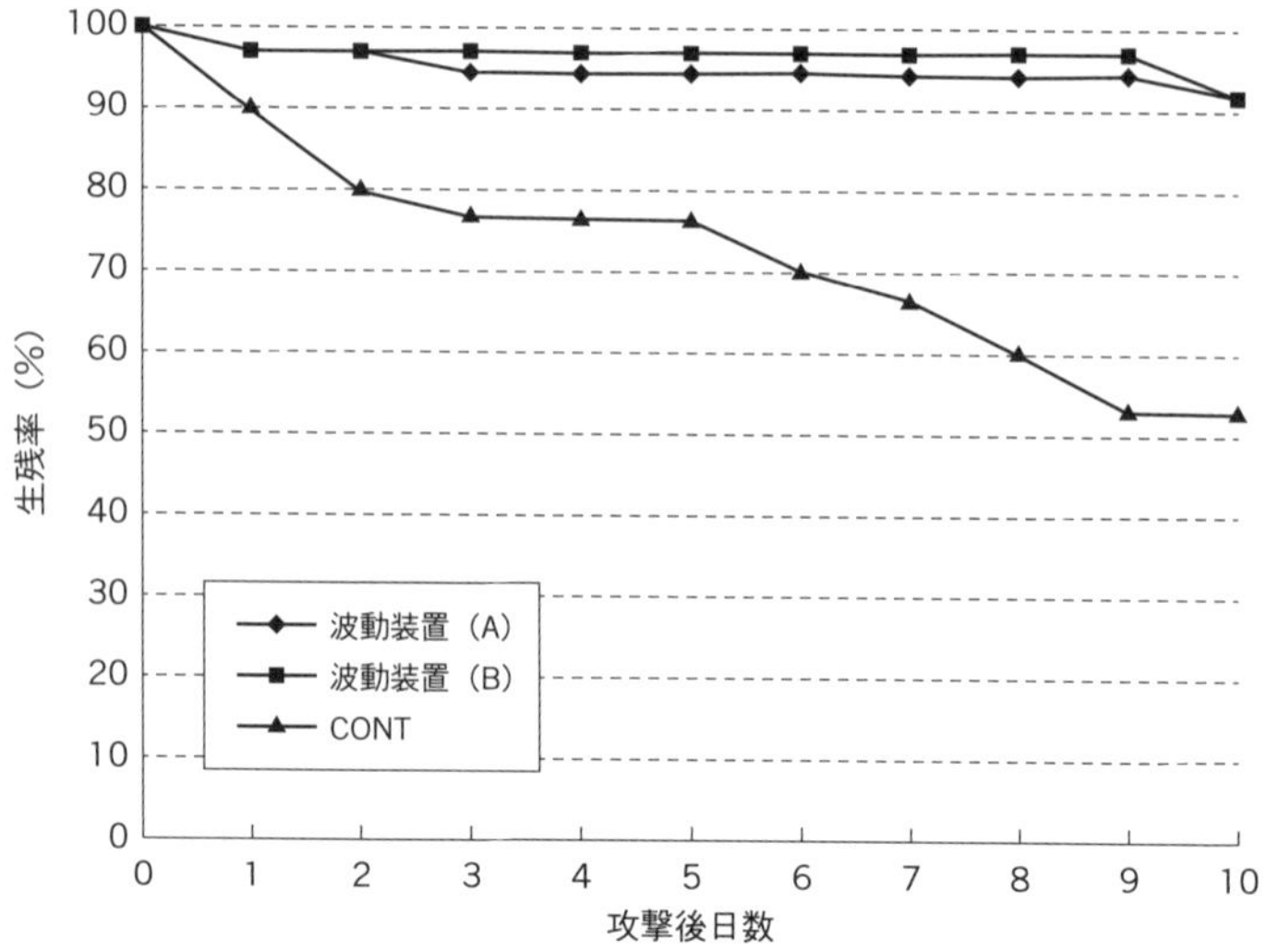


図1　H 9 年度第 7 回攻撃試験：体表伝達方式 c
（1997. 12／18～28　於国立水産大学校疫学研究室実験棟）

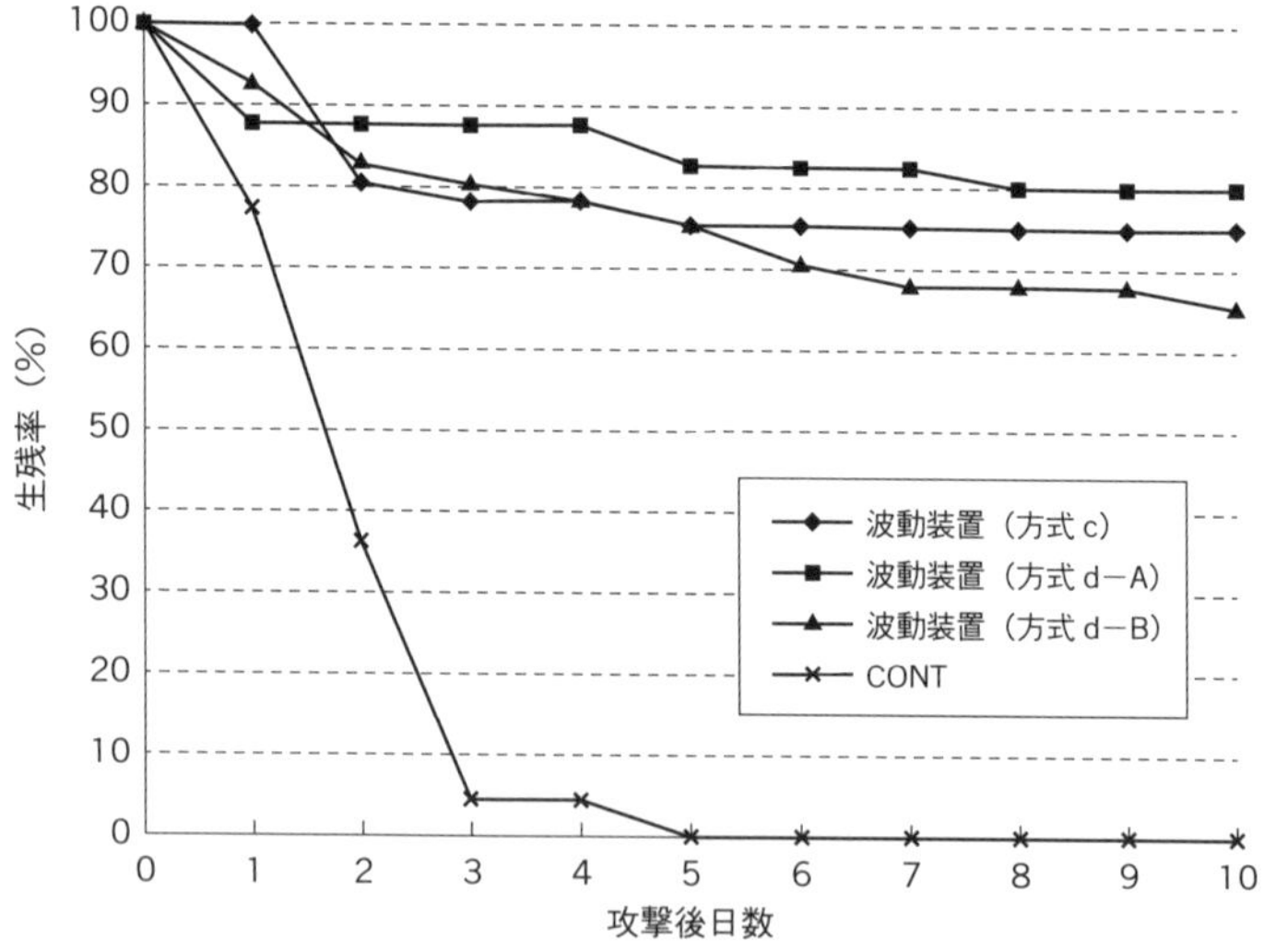


図2　H 9 年度第 9 回攻撃試験：体表伝達方式 c．d
（1998. 2／13～23　於国立水産大学校疫学研究室実験棟）

国内では四国の4現場と九州の1現場で、前述のセラミックスを量産し散布して生存率を確認する実験です（散布量は割愛）。感染被害の多い国内での生存率は養殖場により期待以下の効果でした。

海外ではマレーシアと台湾の各現場で実験を行いました。台湾の養殖場は感染被害が極度に高い事例で、当初は効果があるよう見受けられましたが、実験開始後1カ月で壊滅状態となりました。マレーシア養殖場は20区画があり、10区を無処理対照区、10区を実験区とした大規模実験でした。対照区では壊滅状態でしたが、試験区はほぼ例年に近い生存率の成果を挙げました。

☆バキュロウイルスの感染の室内実験において、壊滅的な状態であっても2～3％ほどが生き残ります。

☆反転磁場を使ったビブリオ菌の増殖制御がウイルスの制御にも通用したのです。

## 3．検証研究活動の概要——稲の成長に驚異的な効果

☆1998/3、医師を含む7名のチームを編成、ネパール国ガンジ市北部4000m以上の山岳の数集落で健康診断と医療活動を行いました。ほとんどの方が眼病、皮膚病などにかかっており、BIO－IT処置による効果を挙げました（1997/1：バーチャル日本ロックフェラー財団資金設立を申請、認可）。

私自身高山病にかかり3mほど滑落、右側頭部陥没。右鎖骨複雑骨折など重傷を負い、近くの集落の小屋で2夜後、42℃の高熱にたえて自力下山、事故7日後カトマンズ市で応急処置、事故12日後帰国して手術、痛みの緩和、解熱促進などBIO－IT処置の効果を自認できました。

☆1998/6、京都府栽培センターにおいて、クロアワビ稚貝の原因不明の感染（ウイルス性を疑う）によるへい死抑制実験を行いました。試験開始8日後までは反転写処置飼育水の試験区は、対照区に比べ抑制効果が見られました。その後、試

験区の水温が急上昇し、両者の比較ができなくなりました。

☆１９９８／10、島原半島における馬鈴薯種いもにソーカ病の反転写情報の転写を行い、発病予防効果の栽培実験研究を行いました。品種：西豊、肥料、有機肥料のみ、区分：①対照区、10アール、種いもはアタッキン処理、栽培中間に薬剤葉面散布、②試験区、10アール、種いもに同上処置、植え付け９／５、ランダムサンプリング収穫11／26：３カ所各10株計30株。以下結果：収穫個数（サイズＬＭＳ）、発病率、収穫総量、収穫量／株、Ｌサイズ収穫ともに、対照区と試験区では有意な差が見られました（表１）。サンプリング時に、対照区の葉は枯れに入っていましたが、試験区は青々としておりいもの育成が継続していると推察され

表１　ソーカ病対策実験

対照区

| 収穫個数 | 発病率 | 収穫総量 | 収穫量／株 |
|---|---|---|---|
| 91個 | 15.2% | 7.6kg | 210g |

試験区

| 収穫個数 | 発病率 | 収穫総量 | 収穫量／株 |
|---|---|---|---|
| 136個 | 1.2% | 9.1kg | 292g |

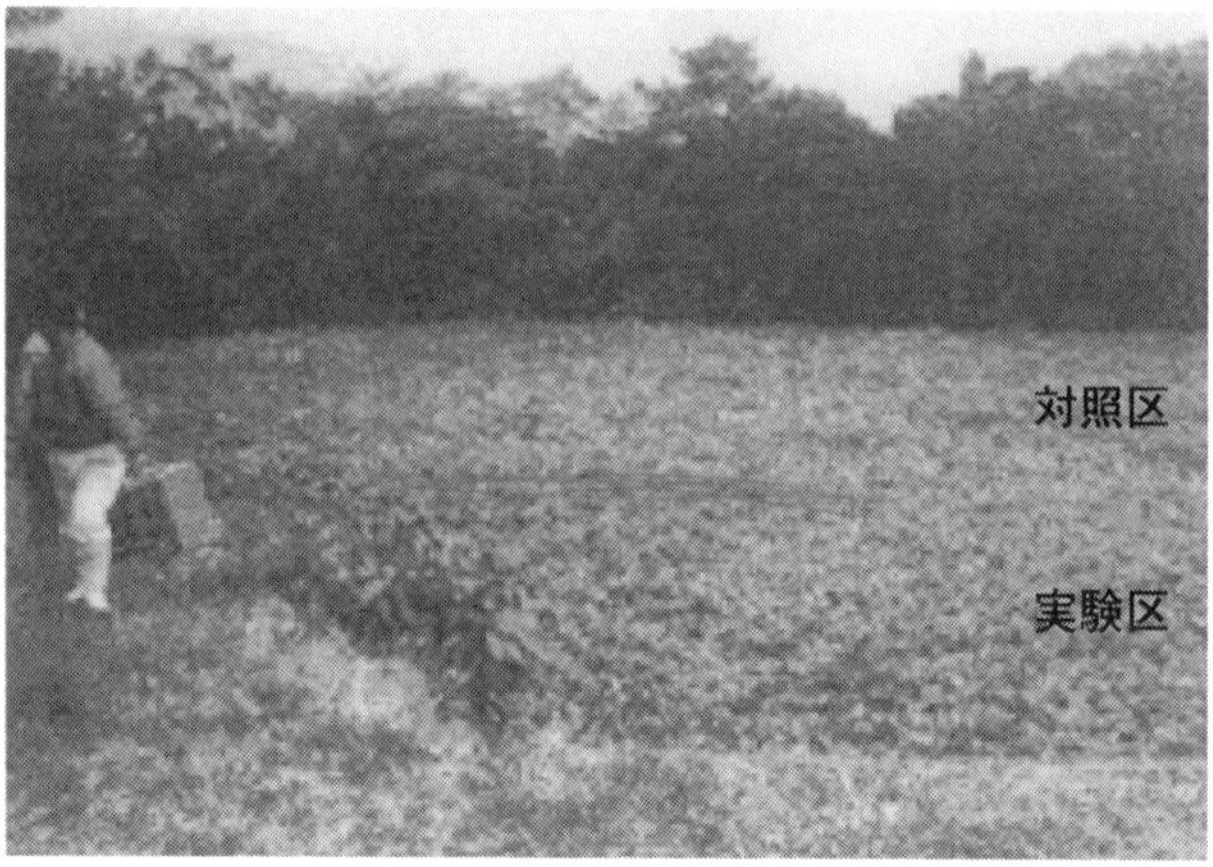
対照区
実験区

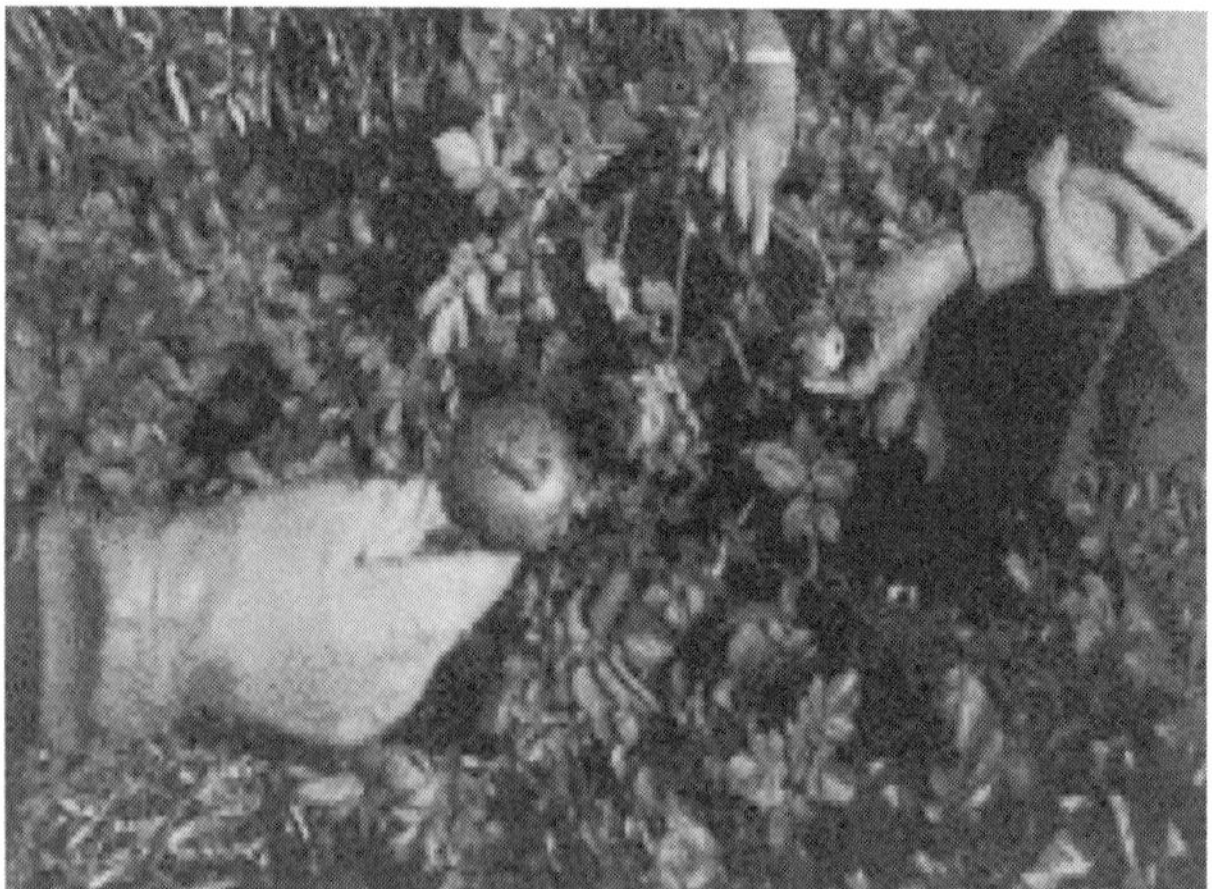

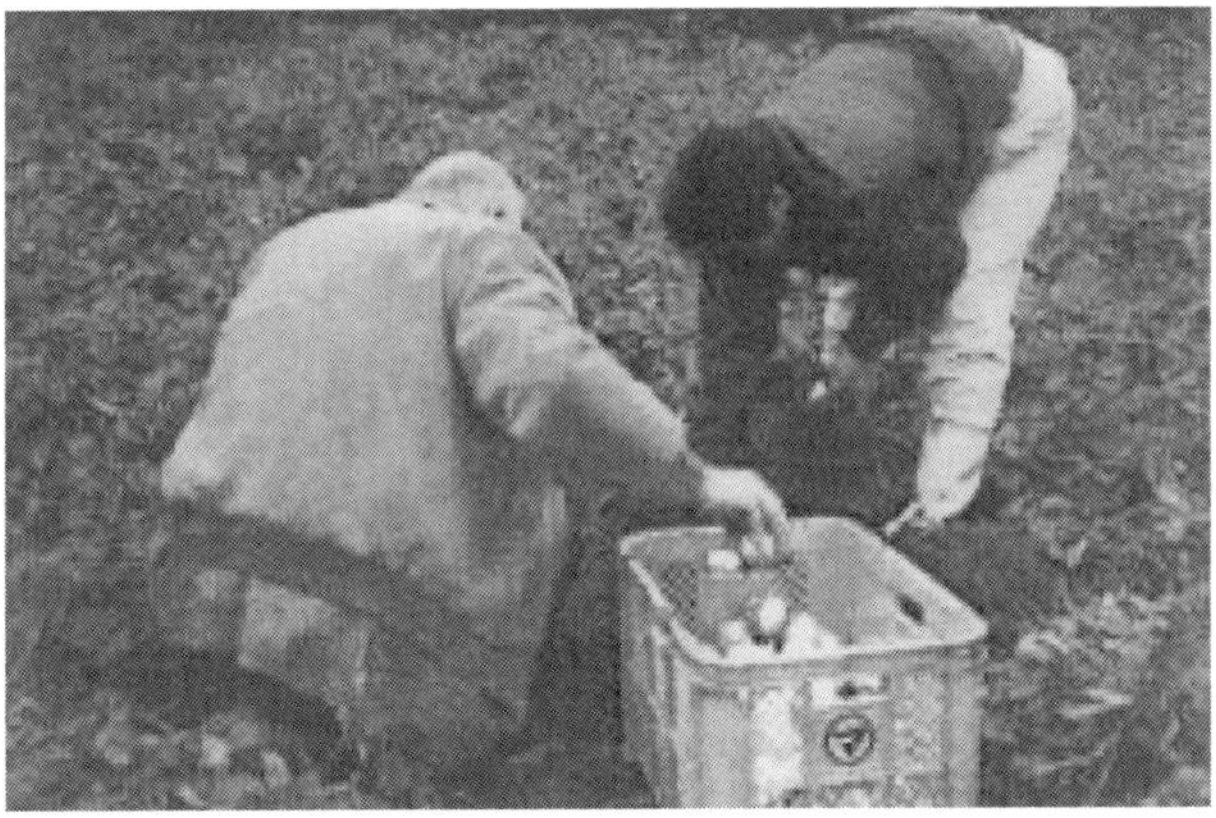

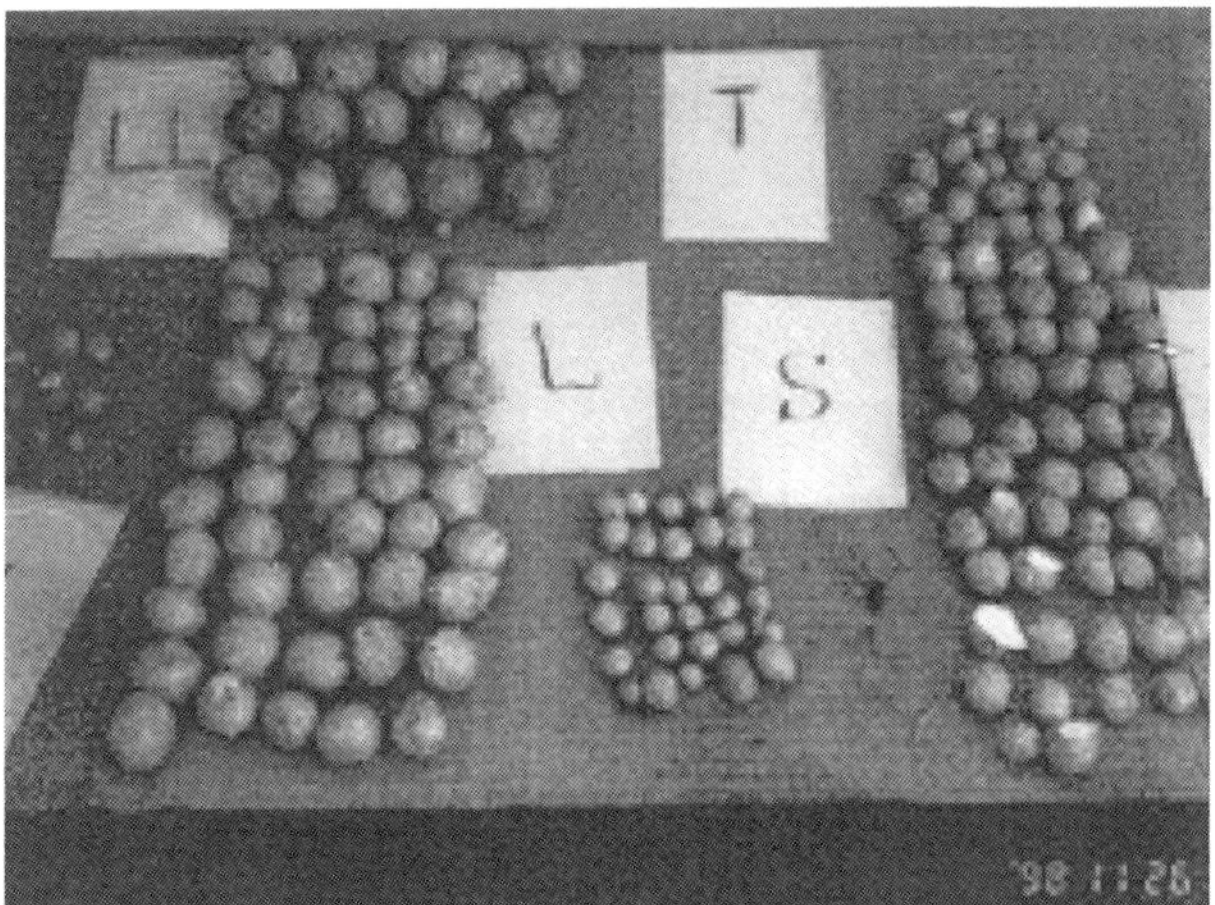
LL
T
L
S
'98 11 26

ます。

《ご参考》島原地区の生産量は北海道に次ぐ第2位。ソーカ病（Streptomyces sp. 放線菌類、代謝物から抗生物質ストレプトマイシン）、世界的な疾病、対策に人畜有害農薬使用、商品価値に悪影響。

☆1998／11〜1999／2、ダイオキシン類の中で2、3、7、8－テトラクロロベンゾパラダイオキシン（TCDD）は最も毒性が高く、超微量でヒトに対する発がん性やマウスなどで催奇性が確認されています。酪農学園大学、獣医毒性学教室の協力によりゼブラフィッシュの受精卵に対するTCDDの催奇性制御の実験を行いました。受精卵を受精直後から3種類の溶液中で5日間飼育し形態調査をしました。

①対照区：1／3リンゲル液、②試験区：1ppb（1／10億）TCDD溶液、③試験区：1ppb溶液をTCDD反転写処理した溶液の3群です。TCDDで特異的に発達が阻害されることが確認されている下がくの長さを測定しました。②試験区

は極端に下がくの成長が阻害されていましたが、③試験区反転写処理は①対照区とほぼ同じ下がくの長さで、催奇性の制御が確認されました。

☆１９９９／３、海南島におけるさつまいも栽培用の苗輸出企業から依頼を受け健全な育苗法の基礎実験を行いました。そのねらいは、長時間海上輸送によるダメージとソーカ病対策です。実験は室温26℃で、①対照区、通常水で苗保存、②試験区、人工細胞内水にソーカ病反転写処理で苗保存です。対照区は実験開始10週間後枯死しましたが、試験区は健全でした。この処置をした苗を輸送し、植えつけて子苗を増やし、栽培した結果についてのデータは頂けませんでしたが、収穫量とソーカ病被害制御など効果があったとの報告を受けました。

☆１９９９／３、２－アセチルアミノフルオレン（２ＡＡＦ）は発がん性、変異原性（遺伝情報に変化を引き起こす性質）をもつ芳香族アミンです。酪農獣医大学、獣医生化学教室の協力により、ラットにおける2ＡＡＦの発がん性・慢性毒性に対する同材の反転写処理人工細胞内水の影響について実験を行いました。対照区では７尾中７尾に、７～５㎜の結節が多数認められましたが、試験区では7尾中３尾に２

㎜以下の結節が数個認められ、4尾には結節が認められませんでした。また、肝臓のγ－GTP活性からも、制御の結果を裏付けていました。

☆2003／3～、化学肥料依存による水稲田土壌の団粒構造の破壊（農業生産に適さない「イヤ地」化）改善についての現場実験を行いました。協力者は埼玉県富士見市のポット農法を推奨している篤農家です。比較的イヤ地が進んでいるほ場（0・7ha）を試験区とし、周辺のほ場を対照区としました。試験区のほ場には、抗低温処理および抗日射量不足情報を転写した植物用人工生体水（補酵素Q7使用）を使って製造した粉末状のBIO-IT CERAMICS（農業用CERAMICS）を40kg／0・1haを事前に散布しました。試験区の種もみも同上の情報処理液の5分間浸漬しました。発根の遅れ、成長状況など従来と大きな差がみられ、葉緑素等を観察し、基本的な肥料設計と異なる施肥管理（化学肥料の投与回数・量）を行いました。8／10～20の坪刈り調査（5カ所）では試験区にはイモチ病の発生が見られず対照区にはイモチ病の発生があり、生育面で明らかな差が見られました。

試験区の茎は太く、倒伏が全く見られませんでした。また、8／23の根の調査で

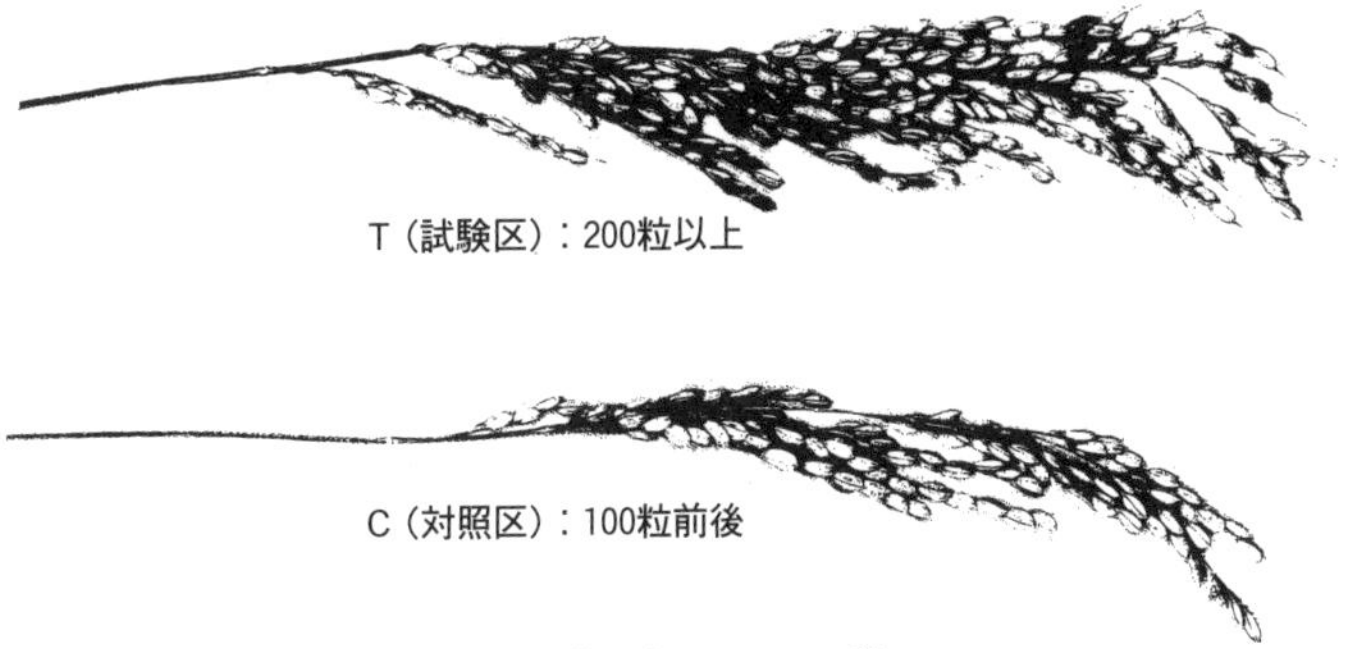


図10　茎の太さとモミの数

表2　坪刈りデータ

| | 株数／3.3㎡ | 平均茎数 | 穂数／3.3㎡ | 平均モミ数／穂 | 平均全長 cm |
|---|---|---|---|---|---|
| 試験区 | 37 | 29.3 | 1,084 | 195 | 110 |
| 対照区 | 68 | 15.0 | 1,020 | 101 | 100 |

## 出穂期の比較

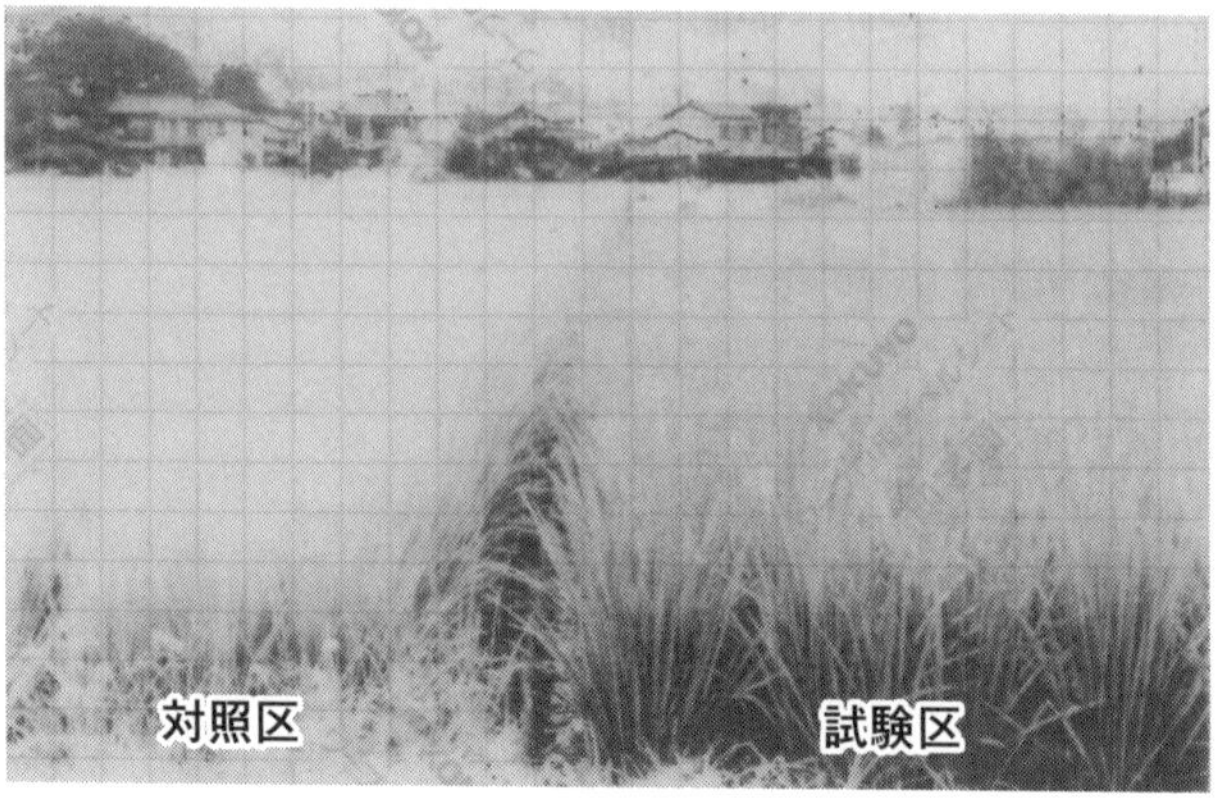


図11

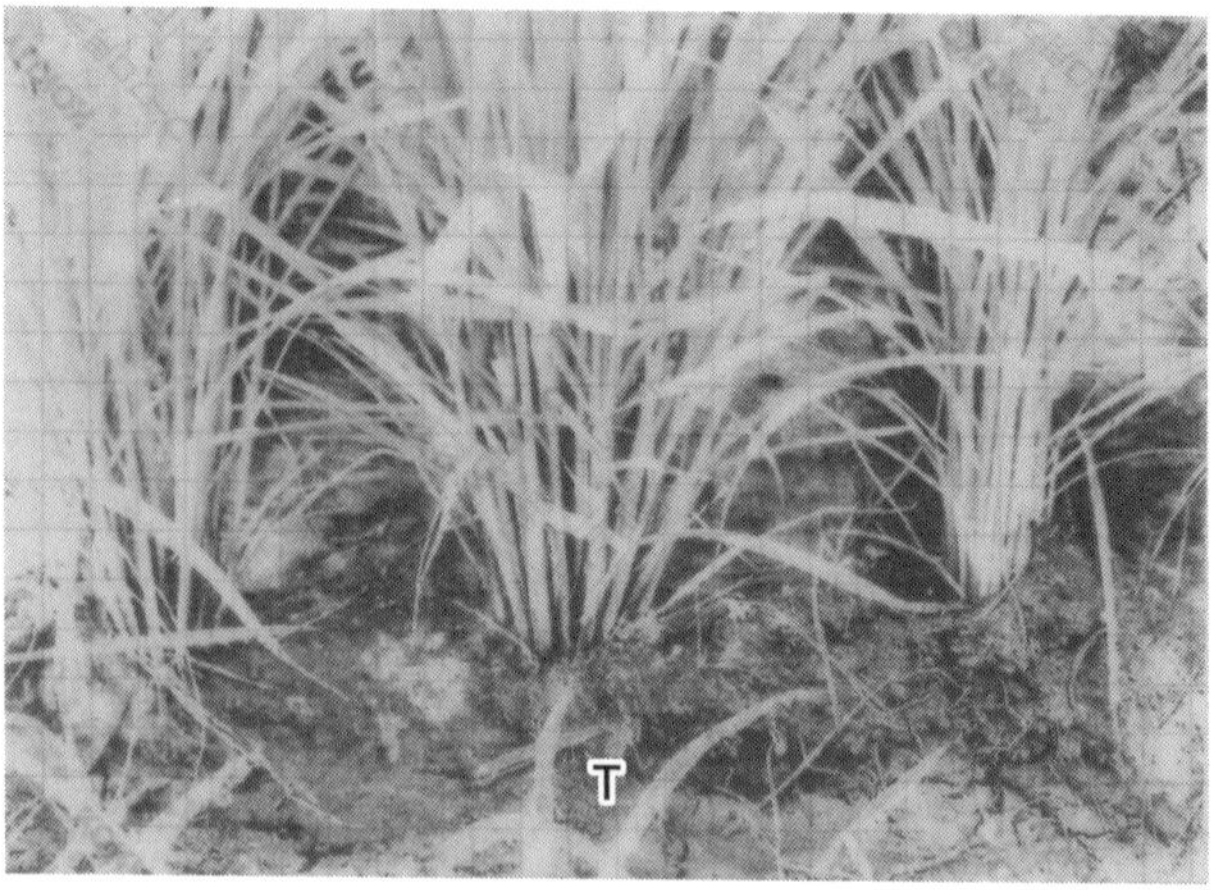


図12

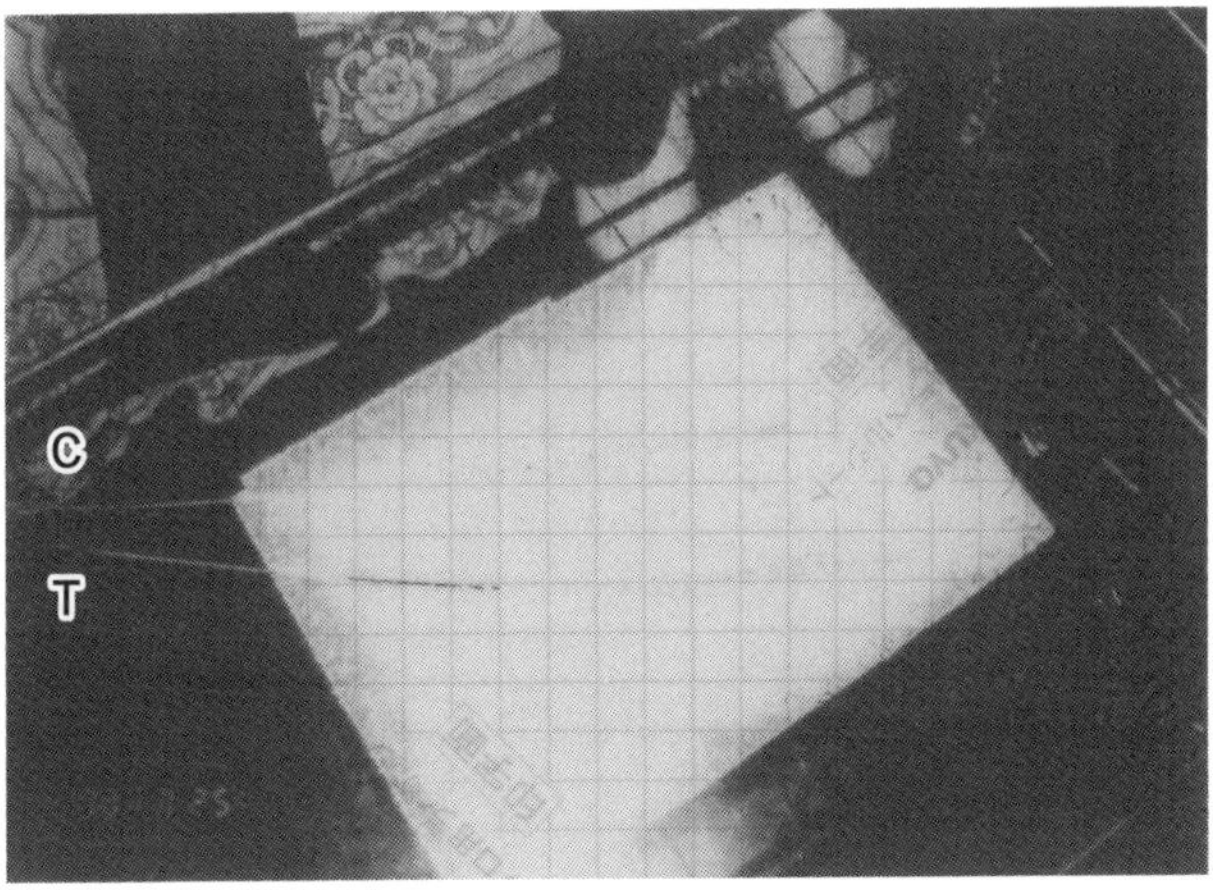


図13

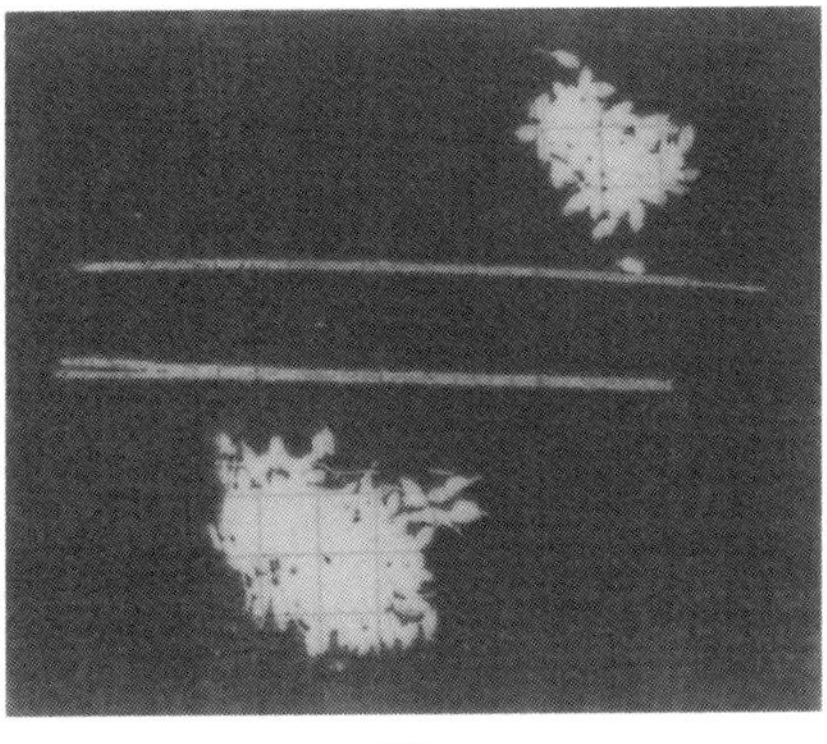


図14

は地下2mに達する長根が見られました。9/10の収穫調査では、対照区の495kgに対し、試験区は935kgを記録しました。

☆2003/2〜、埼玉県入間市の篤農家の協力のもとで、0・1haのほ場を試験区とし、周辺のほ場を対照区としたさつまいもの無農薬栽培実験を行いました。栽培には、十数種の病害(ウイルス2種、細菌類など)と二十数種の害虫、さらに生理障害(植え付け初期の施肥窒素が過多になると茎葉の発育は促進され、塊根の形成が抑制される「弦《つる》ぼけ」とよばれる現象)があります。苗床には雑草堆肥を混合使用し、ほ場には農業用BIO-IT CERAMICS 20kgを使用しました。できた苗を切り取り不定根が少し伸びかけたものをほ場の一角に植え付けて、苗を量産しました。

従来通りの施肥にもかかわらず、植え付けた苗の茎葉は想定外の成長を続け、通常見られる害虫類の寄生も少なく、極端な「弦ぼけ」状態となりました。関係者は塊根の形成不良を懸念していました。

9/4サンプリング調査を行った結果、試験区は1・2kg/株、対照区は0・7kg/株でした。9/15収穫時は、試験区1・3kg、対照区は0・8kgでした。収穫

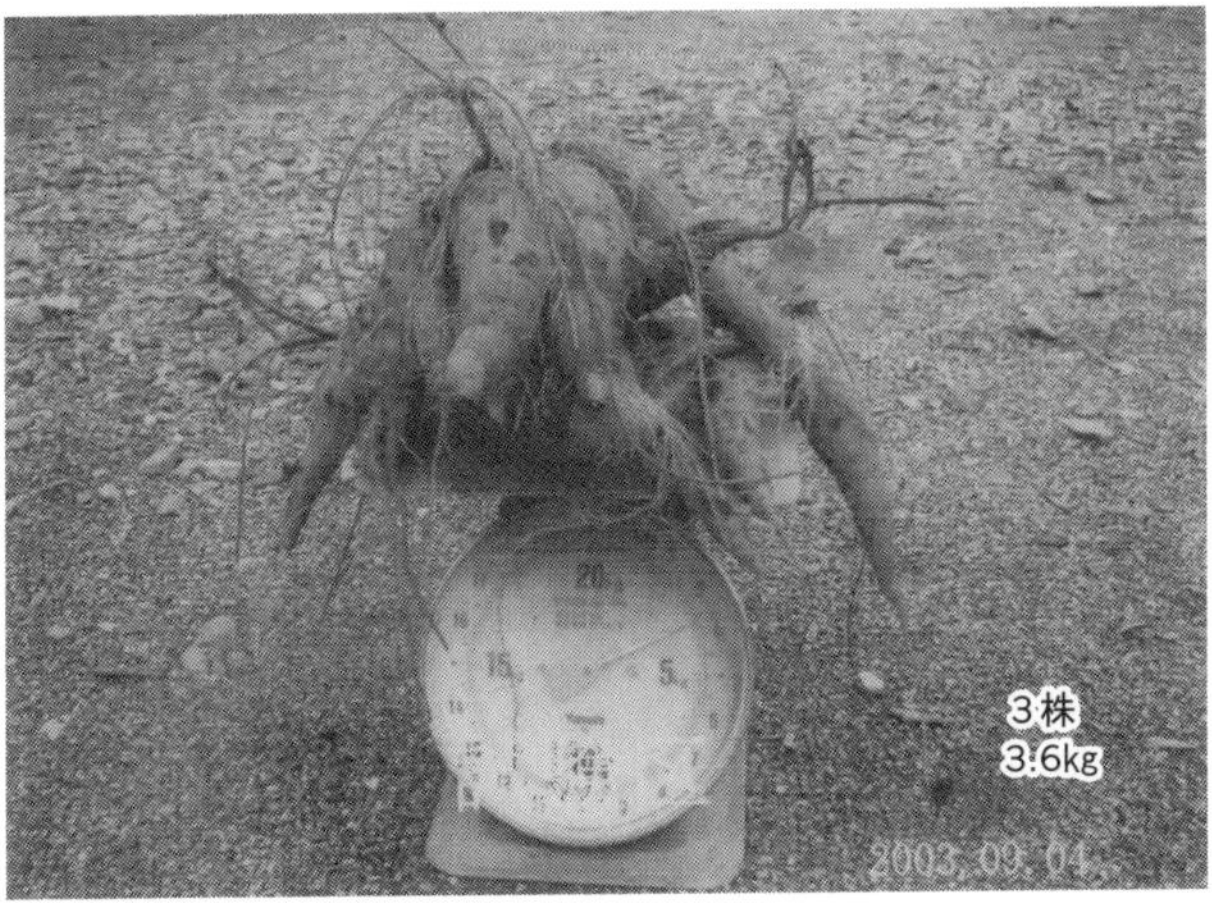
3株
3.6kg
2003.09.04

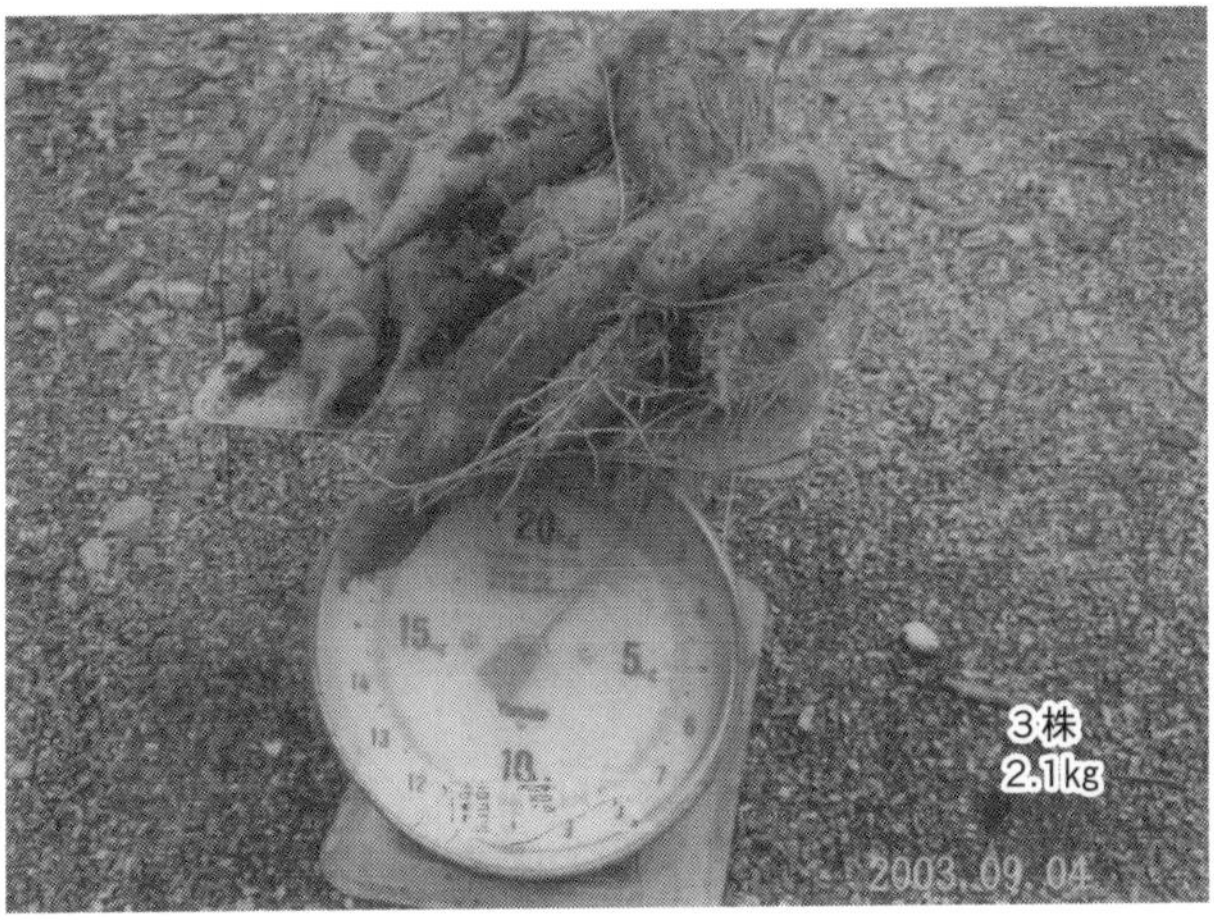
3株
2.1kg
2003.09.04

紅あずま

時における試験区土壌のにおいと湿度から、団粒構造形成が促進したと推察されます。

☆2004/7、飲用のBIO-IT WATERのユーザーから、ボトル内の茶色浮遊物のクレームが何度かあり、CRC食品環境衛生研究所に、分析検査を依頼しました。赤外吸収スペクトル測定の結果、浮遊物は植物性タンパク質と推定されました。

前述の1988/5、山下博士の実験は生命誕生にかかわる極めて重要な研究であり、再掲載しました。

☆1988/5、山下博士の研究室で人工生体水による物質形成（原始生命発生材料）の仕組みに関する基礎実験を参観しました。

a：対照区は蒸留水に空気混入。

b1：実験区は蒸留水に人工生体水と空気を混入、アンモニアが検出（ネスラー試薬で確認）されました。

b2：実験区は蒸留水の人工生体水と炭酸ガス（$CO_2$）を混入、蟻酸の生成を確認。

b3：b2、b3を混合するとアミンの生成がニンヒドリン反応で確認されました。

その後の変化は未確認ですが、アミノ酸→タンパク質の生成が予想されるという実験研究です。BIO-IT WATERボトルの中でタンパク質が生成される可能性は否定できません。しかし、法に基づいた殺菌処理をしていますが、ボトリングの際にアオコの胞子が入った可能性もあります。

また、BIO-IT WATERの高濃度鉄塩原液（アオコ等淡水微生物の生息不可）ボトルの中で浮遊物が発生することもあります。山下博士は実験の鉄塩濃度は明らかにしていません。今後、この研究に取り組む協力者を求めています。

☆２００５／５／19、財団法人日本紡績検査協会に依頼し、人工細胞内水処理による消臭機能について試験を行いました。臭気カテゴリーごとに、各臭気成分について１機器分析試験（対照区は標準綿布10×10㎝にサンプル４㎖を塗布、試験区は処理直後の人工細胞内水２㎖を散布ガ

表３　消臭実験

| 区分 | 減少率（%） | 備考 |
|---|---|---|
| アンモニア　$NH_3$ | 96.6 | 汗、トイレ臭 |
| 酢酸　$C_2H_2O_2$ | 99.5 | 刺激臭 |
| イソ吉草酸《きつそうさん》　$C_5H_{10}O_2$ | 95.8 | 足の臭い |
| 2-ノネナール　$C_9H_{16}O$ | 31.3 | 加齢臭 |

スクロマトグラフィー）および2感応試験の結果は表3の通りです。

これらの臭気成分ごとの消臭剤は開発されていますが、同時に消臭する薬剤はありません。また、薬剤無使用の飲用水で安全安心に消臭できることが特徴です。

この結果受けて、悪臭発生源の実証感応検査行いました。

養豚場、豚尿置き場、集約酪農牧舎、養鶏場、鶏糞《けいふん》貯蔵所、鶏糞乾燥処理施設、鮮魚加工処理工場、魚調理場、鮮魚料理店舗（用具、カーテン、まな板、あら汁など）、口臭、屋外飼育犬などで消臭効果を確認しました。

◆2005〜2009、BIO－IT技術に関心をもつ企業から、飲料用人工細胞内水の開発および社員・会員に対するBIO－IT処置の要請を受け、その対応に当たりました。健康保全・増進にかかわるビタミン類、補酵素、プラセンタ、ローヤルゼリー、プロポリス、スクアレン、各種漢方薬など多様な物質の情報を転写した飲料用人工細胞内水と富士山麓《さんろく》の地下水を使って、大手ボトリング水製造会社（OEM）で製造、「大慈水」と命名しました。

社員・会員に対するBIO－IT処置は患部の反転写情報を使い、多くのQOL向上効果の事例を蓄積しました。しかし、顧問弁護士から、この処置行為は関係法規に触れる可能性があると示唆を受け２００８／１に中止し、同時に大慈水の製造も中止しました。

◆２００７～２００８、名古屋市のS社の依頼を受け「黒染め」にかかわる問題解決の開発実験研究を行いました。黒染めとはアルカリ処理によって鉄の表面に四三酸化鉄をつくるもので、用途は多岐に及んでいます。このアルカリ液に亜硝酸を入れて中和しますが、そこで大量に生じる窒素を処理しなければ環境衛生上排水できません。この廃液を工業用水で希釈し、規定窒素濃度にすることは費用負担が多く問題です。このため、脱窒素菌を使って廃液中の窒素を消費させる「集約脱窒素菌培養システム装置」が使われています。この装置で70～80％の窒素が減少できます。

しかし、この装置の大きな問題は、連休や停電等により黒染め操業を中断すると、操業開始時には脱窒素菌の活性が低下していて、活性の復元に12～24時間かかり通常のフル操業までの空白時間が生じます。

S社の要望は、脱窒素菌の活性賦活時間を短縮することと廃液の脱窒素を安定して

90％に近づけることでした。この開発研究のため同システム装置の1／100の実験装置を2基作製しました。開発の概要は次のとおりです。まずは脱窒素菌の活性条件と、この条件下での活性持続について追究しました。

次いで、最大活性化した脱窒素菌の状態を人工細胞内水（人工生体水を改称）に転写し、この転写水を使ってBIO-IT CERAMICSを焼成しました。同システム装置にセットする位置・量、温度条件など多くの実験行いました（詳細は割愛）。

この結果、開発目的にほぼかなう成果を挙げ、実用の装置における事業化を達成しました。

☆2008／2、「BIO-ITの実際と将来展望2006／9」の講演会開催、これを受けてNPO法人BIO-IT研究開発機構の設立を東京都に申請、承認されました。

中止していましたBIO-IT処置を同機構会員限定で再開、大慈水に替わる「BIO-IT WATER」の製造も再開しました。

☆2011／3、東北地方太平洋沖地震・大津波により沿岸域が海水に浸り、水稲栽培ができない環境になりました。水田の塩分除去による土壌の農業資質回復を図る環境改善策とは別に水稲そのものの耐塩性向上の可能性について実験研究を行いました。

4／26～5／2まで種モミを地下水に浸漬し、モミが膨潤し発芽寸前の状態になりました。

実験に使用する稲モミは、5／2、対照区：地下水に4分間浸漬後自然乾燥。

試験区1：人工細胞内水に4分間浸漬後地下水で洗浄し、自然乾燥。

試験区2：人工細胞内水に自然塩3・4％溶解液に4分間浸漬後地下水で洗浄し、自然乾燥の処理をしました。試験容器はシャーレ、土壌は育苗専用の「埼玉K号」を使いました。

対照区：地下水区、1／2海水区、海水区とし、試験区1：1／2海水区、海水区とし、試験区2：1／2海水区、海水区を設定、5／2、播種《はしゅ》しました。なお海水区は千葉県房総沿岸で採取した海水を使いました。

第1回試験5／2～5／17は発芽率、成長測定、葉の黄化率、枯死率などを観測測定しました。その結果は、種モミの人工細胞内水処理区、さらに3・4％自然塩溶解の人工細胞内水処理区は対照区に比べすべての測定項目で差が見られました。しかし、植え付けできる成長段階には至りませんでした。

第2回試験は6／2〜6／6、1／4海水濃度、1／5海水濃度での試験を行いました。試験区では発芽率は対照区とほぼ同様の成果を挙げました。

続いて、その他の試験も行いましたが、全試験の詳細は割愛します。

種モミの塩ストレス緩和にBIO-IT処置が効果的に作用することは確認できましたが、実用化にはさらなる継続研究が必要と考えています。

☆2015／10、生鮮ゴボウの鮮度保持試験を行いました。

10／3、対照区：地下水を入れた容器にゴボウ片、試験区：地下水を入れた容器にゴボウ片と飲料水処理用のBIO-IT CERAMICSをセットしました。セット後5日目頃から対照区のゴボウの変色と水の汚濁が見られ、10日後は泡も発生し、腐敗状態になりました。

一方、試験区はセット10日後も水の汚濁は見られず、発根が観察されました。

## ４．医学面の検証研究に重点

２００８年、ＮＰＯ法人ＢＩＯ－ＩＴ研究開発機構発足以降、検証研究の主対象を医学面においています。その事由は、

①農学分野の実験研究は、実施時期が制約され、実験環境条件の変動による影響が多く評価が困難であり、かつ協力者・組織が少ない。
②畜産・水産養殖の分野でも同じ。
③難病対策や高齢者疾患などの検証事例を蓄積する意義は大きい。
④健康を損なった会員が多い。

などです。

# 第4章

# 生命情報とテラヘルツによる伝達の考察

病原体の異状状態が発信する電磁波を反転させる。テラヘルツは生命情報を伝える

## Ⅰ．生命情報の記憶と伝達をひもとくテラヘルツ波

☆記憶という生命現象に興味をもち始めたのはブリの研究からです。

☆記憶には情報感受の的確度、記憶の保持時間、記憶した情報発現の的確度のアイテムがあります。各アイテムは情報によって変わります。

☆ヒトの脳記憶は、感受した情報が脳神経とシナプスによってできるネットワークの

中を駆け巡った電気信号の流路のパターンが保持されることであると考えられています。

また、免疫には自然免疫と獲得免疫があり、これまで病原体に感染したことを記憶するのは獲得免疫のみとされていましたが、自然免疫にも記憶が存在することが明らかされています。

免疫細胞の記憶は脳記憶とは別の方式と考えています。

☆すべての生物はさまざまな感覚機能（受容体）をもち、物体や事象や情報（以降、情報という）を感受し、反応に至ります。脳をもつペット動物が記憶することは観察できますが、細菌などの微生物も記憶能をもっているのに観察することはできません。

☆昨今、多くの病原性細菌やウイルスが致命的な薬剤を感受して、生き延びるための薬剤耐性を獲得しています。薬剤耐性という性質を獲得したということは「行動」を起こしたことであり、記憶能をもつことの証しです。

☆ＢＩＯ－ＩＴ技術の情報記憶は、「ゼーマン効果」を活用して病原体や体調の異状状態などが発信する電磁波をメモリーシートに記憶する技術で、免疫の記憶とも別の方式です。

☆脳をもたない生物と免疫細胞の記憶は同じ原理に基づく方式なのでしょうか。

☆情報感受から反応に至るプロセスは、情報→感受情報記憶→情報伝達→反応です。

☆すべての物質は電磁波を発信しています。物質は物体と性質の両面があり、性質は電磁波の周波数によって決まります。

☆ゼーマン効果：原子や分子から放出される電磁波のスペクトル（光をプリズムに通すと、光の波長によって屈折率が異なるためニジのような色の帯）は磁場がないときは単一波長です。しかし、磁極間に置くと複数のスペクトル線に分離する現象です（１８９６年、オランダの物理学者Ｐ・ゼーマンが発見）。ＮＭＲ（核磁気共鳴）やＥＳＲ（電子スピン共鳴）は有機化合物の構造を決めるのに、またＭＲＩ（磁気共鳴画像）は医学検査に広く使われています。

☆１９９８年ゼーマン効果を活用した「新療法」の特許を申請、紆余《うよ》曲折のすえ２００８年に認可され、２０１８年９月に特許期限が消えました。これまでの人工生体水製造に新しい成分を超微量加え、これを人工細胞内水と名付けました。

☆新療法の主軸の一つは人工細胞内水です。水という物質は多くの性質をもっていますが、まだ明らかになっていない性質があると言われています。水はいろいろな物質を溶解するため、これらの性質はさらに多様です。性質不明の最たるものが人体の70％ほどを占める細胞の中にある水です。年を重ねるごとに細胞内水は減少し、生命活動に影響を及ぼしています。現在の人工細胞内水は細胞内水の機能とは比べようのない低いレベルです。

しかし、人工細胞内水は物質の性質や生体の状態を記憶する機能があります。この記憶能を活用し人工細胞内水の機能向上を図った水が新BIO-IT WATERです(以下、新をつけない)。

☆人工細胞内水・BIO-IT WATERの成分分析してもナトリウム、マグネシウム、カリウム、カルシウムだけで通常の地下水と同じです。人工細胞内水に使っている特殊鉄塩などは超微量で検出できないのです。

☆BIO-IT WATERは特定の化学物質が入っていませんので、薬剤として認可については、今後論議されるでしょう。

☆新療法の主軸は情報反転写とその伝達です。

☆ビブリオ菌培養実験で、外磁場に強い増殖制御場があることを見つけ、反転場と名付けました。この反転場処置（以下、ＢＩＯ－ＩＴ処置という）は「ウイルスの増殖制御」にも使えることを確認しました。

☆さらに、不健全な状態から「健全状態に戻す修復」にも適用できることも確認しました。新療法は平衡機能、更生力の賦活を図る新しい手法です。

☆ヒトもすべての生物も、体内外の環境変化に適応しなければ健全な状態を維持することができません。ＢＩＯ－ＩＴ技術は、健全状態をＸ座標のゼロとし、環境変化を受けて起こった体調の変化はマイナスという考え方です。例えば、甲状腺ホルモンの分泌過剰によるバセドウ病も分泌不足による橋本病もマイナスです。さまざま原因による高血圧状態も低血圧状態もマイナスです。ホルモン分泌・血圧の健康状態はいつも一定ではなく、数学的なゼロではなく、生理学的な幅のあるゼロです。この幅の外の分泌、血圧になってもすぐに幅内に戻れる状態が健康状態です。この幅の外の状態が続き、ゼロに戻れない状態が不健康状態です。また、マイナスの幅がある限界を越えて広がると発病です。この限界は疾病など原因系や個々人などによりさまざまです。

☆健康状態、生理学的なゼロは反転写してもゼロという考え方です。

☆体内の環境には刺激となる何らかの形の生化学的情報（生化学的シグナル）があり、これが別の刺激を誘導することで次々と伝達し、定まったシグナル経路やシステムを形成しています。これまで細胞間のシグナル伝達は、①神経細胞による情報伝達と②内分泌系による情報伝達の２つであるとしていました。これまで、医学界では、脳が司令塔になり各臓器にさまざまな命令を出して体調をコントロールするという考え方が定説でした。

☆昨今、各臓器は「メッセージ物質、エクソソーム」を放出することがわかってきました。

エクソソームは血管や神経細胞を通って他の臓器に到達しメッセージを伝達すると解説されています。各臓器は臓器同士は常に情報を交換しながら支え合っていることがわかり、③臓器間ネットワークが加えられました。こうして、人体は自律的に制御されているのです。この3種の伝達機能異常が生理機能のマイナスを招くのです。

☆ある臓器のエクソソームという物質が他の臓器に血液を通って運ばれる、また、臓器から放出されたエクソソームが近くの神経細胞に情報を伝え、シグナル伝達システムで他の臓器に伝達されるという説があります。

☆統合失調症やパーキンソン病やせき髄不全損のＢＩＯ－ＩＴ処置では、磁気装置を使って脳と患部に照射しただけで、瞬間的に意識や筋肉運動の修復が起こります。脳の指令を遮断しているミクログリア細胞が照射により除去されたとは考えられません。ミクログリア細胞内水は何故情報を伝達しないのでしょうか。しかし、照射により情報が伝達されたことは事実です。

☆緑内障の事例では、ＢＩＯ－ＩＴ処置をしても眼底検査のＭＤ値（同じ年齢の正常者と比較した視野の欠け具合）がマイナス30を超えています。しかし、同様に短期間で視覚・視野の修復が起こっています。現代医学の常識では考えられないことで、主治医は身体障害者診断書まで発行しています。

☆網膜色素変性症の同処置事例でも眼底検査では見えるはずがないのに、短期間で修復が起こっています。さらに、太陽光も感じない失明状態の右眼でも光を感じるようになっています。

☆この両種の眼疾患において、視覚細胞の修復状態や脳に伝達する視神経の状態は解剖できませんので、実態は不明です。しかし、色や形の感受が再開始し、脳に伝達したことは事実です。動物実験による新しい展開を切望しています。

☆ドイツの物理学者ハーバード・フレイッヒ（１９０５〜１９９１）は１９６０年後半に、「細胞はテラヘルツ波からミリ波の波長帯（テラヘルツ波帯）で共鳴振動しており、生命活動にとって重要な役割を果たしている」という仮説を提唱しました。現在、生体はさまざまな情報を発信しており、それらはテラヘルツ波帯の電磁波であることが科学常識になっています。昨今、テラヘルツ治療をうたった医師・療法も見られ、科学的証拠の希薄なさまざまなテラヘルツ健康グッズも高価な値段で流通しています。

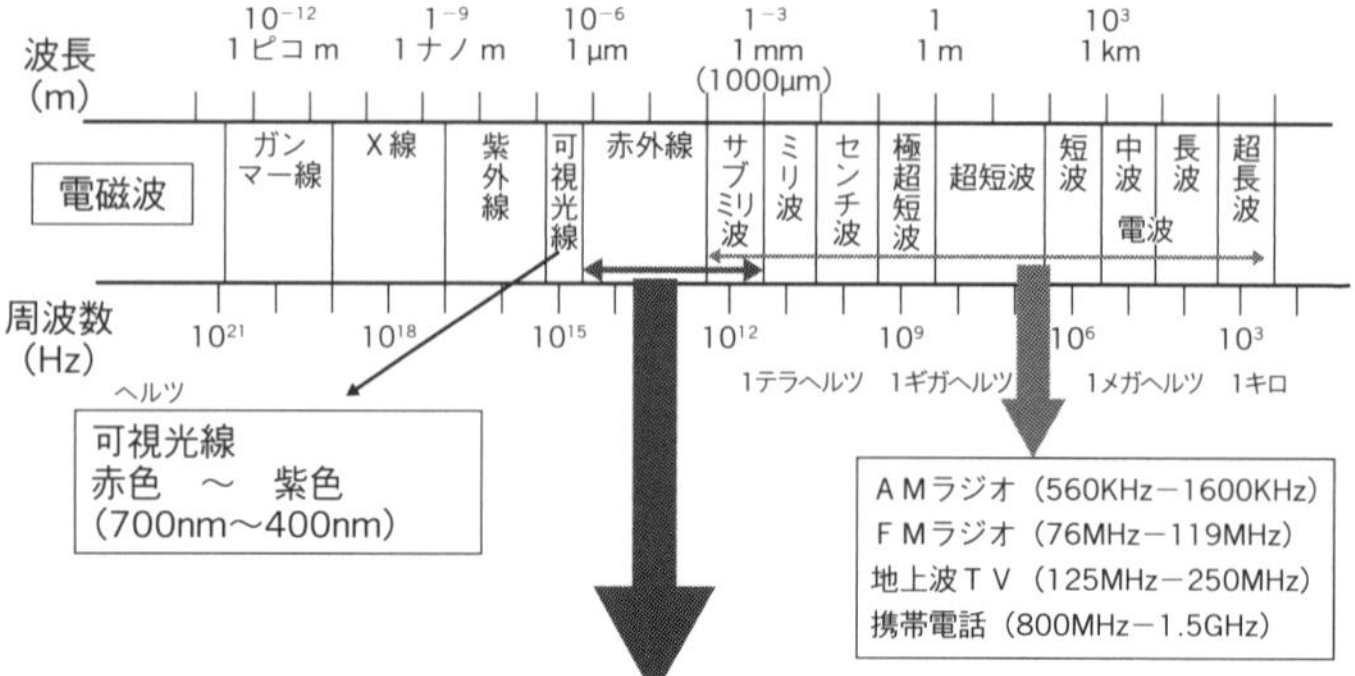


| 近赤外線<br>(750nm～３μm) | 中赤外線<br>(３μm～６μm) | 遠赤外線<br>(６μm～100μm) | サブミリ波<br>(100μm～1000μm) |
|---|---|---|---|
| | テラヘルツ波（波長：３μm～1000μm） | | |

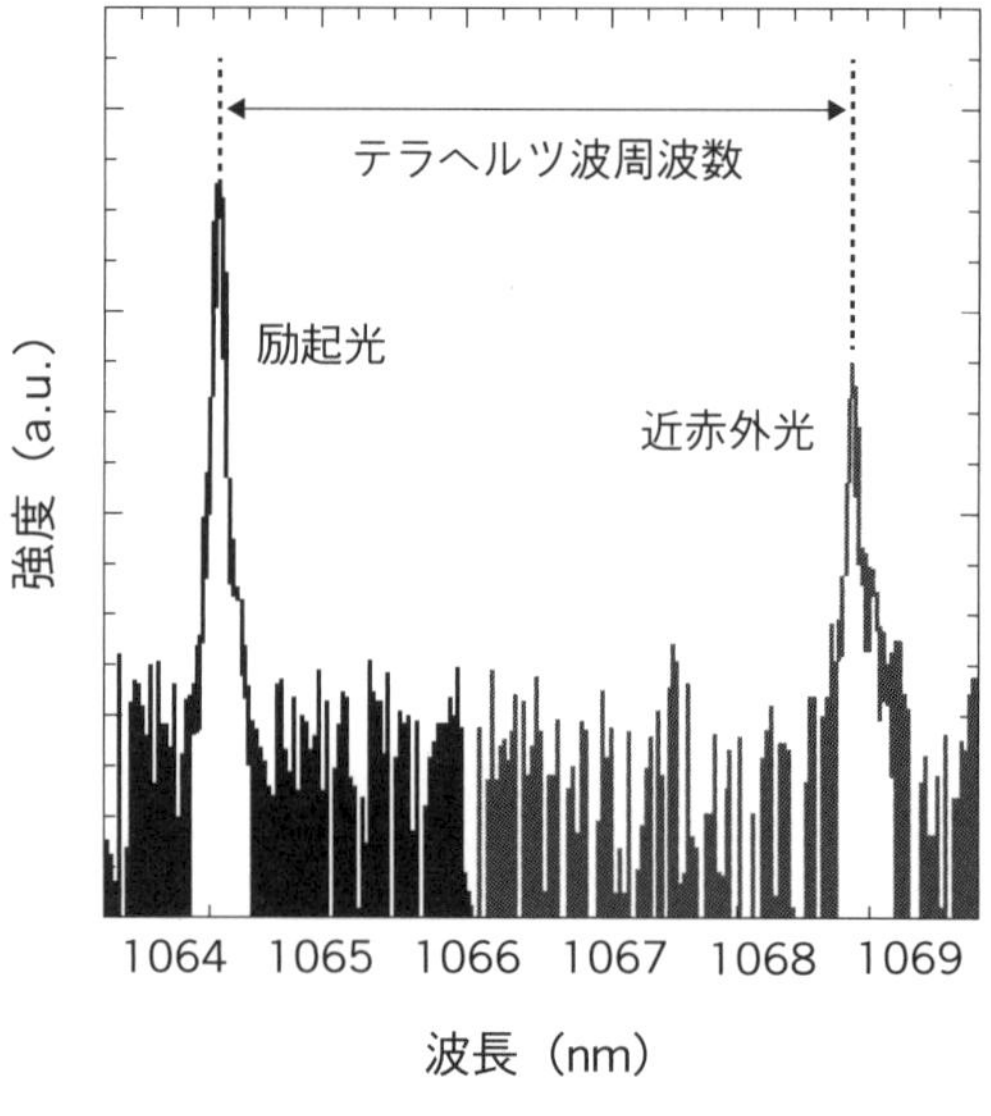

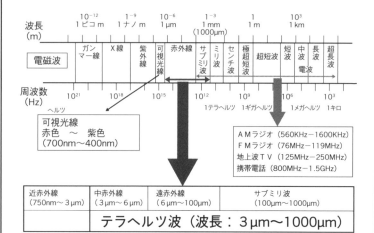

☆臓器間ネットワークシステムもＢＩＯ－ＩＴ処置による機能修復も細胞内水を通した状報伝達はシグナル伝達システムではなく、テラヘルツ波伝達であろうと考えています。

ただ、ミクログリア細胞と神経細胞は同じ幹細胞から生成された細胞です。何故ミクログリア細胞内水が情報を伝達できないのでしょうか。中枢の免疫細胞担当であることと関係があるのでしょうか。

☆ＢＩＯ－ＩＴ技術を使うと水以外の非生命体にも情報を記憶させることができます。

☆健康をささえるプラセンタなど多様な情報を記憶したBIO-IT WATERを使って焼製したBIO-IT CERAMICはそれらの情報が伝達されています。

☆このCERAMICSを通常水に入れると瞬間的に通常水に情報が伝達され、この水にスティック砂糖を入れると砂糖に情報が伝達します。また、ステンレススプーンを浸したあと洗浄しても情報が伝達されます。

☆病原体や病状を転写したメモリーシートを磁気装置にセットし、反転場に置いた砂糖を手の平に置くと同様に情報が伝達されます。

☆この少量の砂糖粒を手のひらに置いたり、スプーンを持っと情報が体に伝達し筋力が強化します。筋肉が増加したわけでなく、脳の指令がより円滑に伝達されるためと考えています。

☆脳をもたない生物および非生物の情報の記憶と伝達の本質はテラヘルツ波帯の電磁波であろうと思考されます。

## II. 生命情報と反応――成長機能の瞬間的な回復

☆ブリの幼魚の温度情報と成長ついての考察です。飼育条件は、「晩春」に宇和海（U）で飼育中の同一イケス幼魚群の1／2を残し（A群）、1／2を奄美大島瀬戸内町と加計呂麻島の間にある大島海峡（O：B群）に輸送、与えるエサの質と量、飼育密度は同じです。真夏の海水温はU、Oほとんど同じで、A、Bの成長（体長、体重：5日おきにサンプリング測定）も有意な差がみられません。

体長が１２０㎜のころ、１日の背の伸び（成長速度という）が最高値３・２㎜に達したあと、水温やエサの量にかかわりなく成長速度が徐々に低下します。

成長速度が最高に達した測定５日後、宇和海Ａ群と奄美Ｂ群の成長速度に差が見られました。Ａ群の成長速度が奄美大島Ｂ群に比べ遅くなり、さらに次の５日後はＡ、Ｂの成長速度の差が広がりました。一方、Ａは太り、Ｂはスリムで肥満度の差がさらに広がりました。ＡとＢで摂取したエネルギーの使い方、成長パターンが変わるのです。次の実験は晩夏に宇和海ＵのＡ群を奄美Ｏに輸送しました。すると５日後には成長速度が高まり奄美型パターンに変わりました。帰り便でＢ群を宇和海Ｕに運ぶと、背の伸び率は宇和海型になりました。

年間を通して背の伸び率を見ると、宇和海型（西予《せいよ》市三瓶《みかめ》湾）では晩春、体長が１００～１３０㎜で最高の成長速度に達したあと、下降を始め、冬は背は全く伸びず、山型のカーブとなります。翌春、体長が３８０～４００㎜に成長した後の成長速度率の年変化は同じですので、２年間で２つの山、３年間で３つの山カーブとなります。山の頂点は１年目より２年目は低く、３年目はさらに低くなります。

ブリの寿命はわかっていませんが、年々の山の変化から寿命は6～8年と推定しています。奄美型は最高の成長率に達した後ゆるやかに減速し、山カーブは起こりません。奄美B群の2年後の体長は宇和海A群の3年後の体長に匹敵する好成長です。しかし、4～5年あとにはほとんど同じ体長になります。

真夏に起きた宇和海の水温日変化と奄美に起きた水温日変化の違いは通常の表層水温測定では把握できません。しかし、宇和海の魚は微妙に温度変化を感受し、真冬の水温を予知して真夏に摂取エネルギーの使い方を決めるのです。

この2つの成長パターンを引き起こしているのは遺伝子がかかわっていると推察しています。ブリには摂取したエネルギーを背の伸びに必要なタンパク質（コラーゲン）の生成する遺伝子があり、宇和海の夏の魚は、遺伝子の活動を制御していると考えています。

この幼魚を奄美に移動すると遺伝子の再活動を起こし、背の伸びが奄美型に変わります。多年生寿命の動物も植物も、寒帯・温帯では宇和海型成長パターン、熱帯では奄美型の成長パターンになるようです。ただし成長パターンは典型的な例外の一つは竹類です。

☆幼エビのバキュロウイルス感染対策の考察です。

エビは感染すると２週間以内に急性血症を起こし大半が死亡します。ウイルスの反転情報および免疫賦活情報処理を行った飼育水（ＢＩＯ－ＩＴ処置水）では、流行中と同程度と思われる強制感染でもエビはほとんど生き残っていました。

さらにこの１００倍ほどの感染強度実験では３日後に大半が死亡しましたが、同上の情報処理飼育水のエビは３日後までに15～20％死亡しましたが、以降80％ほどが生き残っていました（図９、84ページ参照）。このことは、感染エビの体内で増殖したウイルスは反転情報を感受し即座に活性を中止させたことを示しています。

ウイルスは非生物・生物両方の特性をもっています。死亡率の制御効果を上げたメカニズムは、ＢＩＯ－ＩＴ処理飼育水が発信している反転情報をエビが感受し、体内のウイルスに伝達し、生物性の特性を喪失したと考えています。

☆インフルエンザウイルス消長の考察です。

2019年1月下旬から2月上旬にかけて香港A型H3N2（季節インフル）とシンガポールA型H1N1が流行のピークに達し、3月上旬には警報が解除されました。香港における流行のピークも1月中旬でした。

毎年同じごろに流行し、同じごろに終息します。流行の終息と気温は関係がありそうです。

ウイルスの活動は気温そのものより気温の日変化を感じ、4月の気温急上昇を予知しているようです。この予知をもとに体内侵入を目指しているウイルスも、体内で増殖中のウイルスも活動を制御するのです。

ウイルスは非生物と生物の両方の特性発揮にかかわる活動制御遺伝子があり、活動制御は遺伝子のスイッチを自らオフに押したのでしょうか。

表4　日本南北および香港の月平均気温（℃）

| | 1月 | 12月 | 1、2月の差 | 3月 | 2、3月の差 |
|---|---|---|---|---|---|
| 青森県 | −1.2 | −0.7 | 0.5 | 2.4 | 1.7 |
| 東京都 | 5.6 | 7.2 | 1.6 | 10.6 | 3.4 |
| 鹿児島県 | 8.5 | 9.8 | 1.3 | 12.5 | 2.7 |
| 香港 | 16.1 | 16.4 | 0.3 | 18.6 | 2.2 |

この遺伝子が存在するのであれば、次期の活動時はスイッチのオンであり、エピゲノム現象なのでしょうか。

☆抗インフルエンザウイルス薬開発とウイルス薬剤耐性獲得というし烈な争いが続いています。

タミフル、リレンザ、イナビルはウイルスの核内侵入と増殖を止められませんが、増えたウイルスが細胞から飛び出すのを阻害する薬剤（ノイラミニダーゼ阻害薬）です。しかし、ウイルスは薬剤耐性をすでに獲得しています。「ゾフルーザ」はインフルエンザウイルス特有の酵素であるキャップ依存性エンドヌクレアーゼの活性を阻害し、ウイルスのｍＲＮＡ合成を阻害することで増殖を制御する作用機序を有した新薬です。

早くも、２０１９／1、この新薬を服用した４名の季節インフルから耐性ウイルスが検出されました。２０１４／3、既存のノイラミニダーゼ阻害剤と異なる作用機序、インフルエンザウイルスの細胞内での遺伝子複製に必須な酵素（ＲＮＡポリメラーゼ）を選択的に阻害することで増殖を阻止する「アビガン」が承認されました。

ただし、この新薬はパンデミック発生時などの対策に使用すると、国が判断した場合にのみ患者への投与が検討されている医薬品です。

ウイルスの増殖に必須な酵素とその酵素阻害する薬剤の酵素戦争はまさに情報戦争です。ウイルスが産生する酵素にかかわる遺伝子と人間の戦いなのです。

☆インフルエンザウイルスパンデミックがいつ起きるのかは予想できません。

ＨＩＮ５型のヒト型化の可能性が高いと考えられ、そのプレパンデミックワクチンの製造をすすめていました。しかしその可能性よりもＨ７Ｎ９型のヒト型化の可能性が高い状態になっています。国は本年度から急きょＨ７Ｎ９型のプレパンデミックワクチン製造に切り替えています。主として中国における養鶏関係者にＨ７Ｎ９型の感染がみられ、２０１３／１〜２０１７／９間に感染者が１５６２名に達しています。

なお、ヒトからヒトへの感染は起こっていないと報じられています。東大医科学研究所はフェレット（イタチ類の実験動物、ヒトに似た反応を示す）を使ってこのウイルスの飼育実験の結果、気道などの定着しやすいタイプに変化、飛沫感染、死亡率70%と報じています。国はこのウイルスのヒト型化が起こると、パンデミックが避けられないと警告を発しています。スペイン風邪以来の人口崩壊が危惧《きぐ》されているのです。

☆２０１８／2、季節インフルエンザ対応の予備的研究として、弊法人の会員33名のご協力を仰ぎ、反転情報処理を行ったBIO-IT WATERを1カ月間ご試飲いただきました。２０１９／2までに12名の会員の方からご返事を頂き、対応策としての可能性が示唆されました。ご試飲いただく時期については今後検討すべきと考えていますが、再度の試飲実施は未定です。

☆ＢＩＯ－ＩＴ処置の事例蓄積とこの仮説の検証ができれば、自然免疫、獲得免疫以外の第３の生体防御法の開発の糸口になるでしょう。

☆脳中枢神経系支障会員の個人の反転情報照射処置を施すと運動機能の瞬間的な反応

が見られ、シグナル伝達と異なる電磁波（テラヘルツ波帯）伝達による結果と考えています。反応の持続時間は支障の状態などによりさまざまでおおむね数時間ほどです。照射に併せて、反転情報記憶の BIO-IT WATER を服用するＢＩＯ－ＩＴ処置を続けると運動機能の修復が始まります。

この継続処置により、神経伝達を阻害していたミクログリア細胞が神経細胞に変化する反応を起こし、神経細胞産生を促進したと考えています。

このＢＩＯ－ＩＴ処置（反転写導入法）は、神経細胞損傷後長期間を経た状態でも適用できることが明らかになっています。遺伝子ニューロＤ１の導入により、ミクログリア細胞を神経細胞に変えるにダイレクト・リプログラミング法と反転情報導入法は結果的に同じ効果をもたらしました。

反転写導入はテラヘルツ波の体内伝達であり、遺伝子ニューロＤ１の導入も遺伝子が発信するテラヘルツ波の伝達であり、同原理であると考えています。

☆筋ジストロフィー会員（先天性メロシン欠損型２名と顔面肩甲上腕型１名）にＢＩ

Ｏ－ＩＴ処置を施しました。処置後切断していた末端神経に脳指令伝達が即効的に再開し、即効的に筋細胞再生が起こっています。

２０１３年モリフォリノ人工核酸を用いたエクソン・スキップ治療がメロシン欠損型筋ジスマウスの治療に成功しています。反転写導入により筋細胞の産生が起こったのは、モリフォリノ類似の核酸生成なのか、通常の分化単能性幹細胞の活性化なのか、それとも遺伝子変異（第６染色体遺伝子長腕の点変異）なのでしょうか。

☆アトピー、リウマチ、ぜん息の会員の症状改善に時間を要していますが、ひどいせき込みには即効的です。

☆疲労感、腰痛、膝痛、うつ、五十肩の会員の多くは治療を受けても良くならないと訴えています。これらの理由はさまざまでしょうが、個人の患部情報と血液情報は疾病理由の本質を表していると考えています。

☆ＢＩＯ－ＩＴ技術・処置は、細菌・ウイルスなど性状、化学組成、顕微鏡検査、レントゲン検査やＭＲＩ検査などで病因が把握されていない疾病に対しても、適用できることを多くの会員事例が示しています。

☆２０２０／３／31現在、個人情報を使ったＢＩＯ－ＩＴ処置事例は４９８件（重複処置は含まず）、92病種です。

# 第５章　今後の課題

生命情報の伝達こそが、健康の鍵を握っている

## Ⅰ．新医学・新療法としての認証

☆現在、処置前の医師による診察・医学的検査を行った事例はわずかです。

☆同時に、処置直後の反応や処置中の症状の変化の様相などについても同様です。

☆同一病種の症例を蓄積し、効果について統計学的評価をする必要があります

☆ＢＩＯ－ＩＴ技術と処置は通常の化学薬剤の概念を超えています。

☆人工細胞内水の定性定量分析の結果は、原水（地下水：特殊鉄塩希釈用）と同じでNa、Mg、K、Caが微量含まれた飲料適性の水です。

☆原水、人工細胞内水、胃がん細胞の正転写水、同反転写水（BIO-IT WATER）について、赤外分光分析（ＦＴ－ＩＲ）のＡＴＲ法よる測定を行いました。

この4試料のそれぞれの差スペクトルから、赤外線レベルでは同じ水であり、4者の差は検出できませんでした。

☆現在の医学常識から、BIO-IT WATERが生命現象に影響を及ぼす薬理作用を理解することは容易ではないでしょう。

☆また、これと併用する磁気装置による電磁波照射が新しい情報伝達法であり、臓器のネットワークもこの方式であろうという仮説を立てています。

☆新医学・新療法の認証には症例を蓄積することであり、さらに確固たる認証には量子物理学的検証が不可欠と考えています。

☆この検証は、同一病因の多数の反転情報について、発信する周波数を測定し（帰納）、この周波数を他の人体に照射して効果を確認することを考えています。

## Ⅱ．優先すべき疾病対策

☆視点・観点により優先度は変わりますので、この判断は容易ではないでしょう。
☆病める国民にとって、医療従事者にとって、医療行政上にとって、医学者にとってなど判断する立場よって見解はさまざまでしょう。
☆従来、物事の優先判断の基準は、問題の重要性と緊急性です。しかし、人間にとって生命の危機回避が第一です。

感染者が多い疾病、高い死亡率の疾病の優先は言うまでもありません。とくに感染性疾病で効果的な対処法がなく、人口崩壊の危機を起こす疾病は優先すべきでしょう。

例えばヒト型の出現が危惧される致死性の高いトリインフルエンザウイルスのH7N9亜型のフェレットを使う実験研究で、感染率や死亡率などにＢＩＯ－ＩＴ技術を改善すべきなのかなど最も関心の高い研究です。

☆超高齢社会が進み、２０２０年には認知症患者数が６００万人を超える勢いでなお増加中です。優先対応すべき国家課題の一つでしょう。

# 第６章　ＢＩＯ－ＩＴ技術の特徴

安心・安全・即応・安価なＢＩＯ－ＩＴが医療の未来を変革していく

## Ｉ．夢を育《はぐく》む――遠隔治療すら見すえて

☆近年、ビタミンや糖、医薬品、農薬などさまざまな試薬類に固有の吸収スペクトル（指紋スペクトル）のテラヘルツ波が見いだされています。

☆テラヘルツ波無線通信の技術開発が進展しています。

☆遠隔地患者の個人情報を本部に送信、それを受けて反転情報（メモリーシートに記

憶）を送信、受信機を患部に照射伝達する遠隔治療の未来が描けます。
☆さらに、個人情報の集積による帰納・演えきによる遠隔治療の加速化が夢のまた夢です。

## Ⅱ．生命の基本原理追究

☆従来の生物学から分子生物学に進展し、生命現象の解明に大きく寄与してきました。
☆２００６年６月、拙著出版『ＢＳＥ・巨悪ウイルスに勝つ』の巻頭言に、分子生物学から量子生物学への新展開を目指そうと書きました。
☆量子力学の助けを借りないと説明し得ないようなプロセス構造や現象が存在するという確かな証拠が明らかになってきたのは、ここ10年くらいです。
☆２０１７年４月、生命の本質にせまる新たな学問「量子生命科学」誕生を期した第１回量子生命科学研究会が開催され、２０１９年５月、量子生命科学会第１回大会が開催されました。

## Ⅲ．安全安心の療法

☆ＢＩＯ－ＩＴ技術研究は十余年の浅い歴史で、未熟な技術です。医薬イノベーションを目指す新療法の認証と実用化にいたる道程は大変厳しいと自認しています。

☆現在の療法に、ＢＩＯ－ＩＴ技術・処置を併用し効果を高めることが可能です。

☆実用化の暁には次のような多くの特徴が具現化できるでしょう。

ａ．安全安心：副作用の心配がある薬剤を使用していない。処置時間が短くかつ苦痛が伴わない。

ｂ．即効性：病種症状などで差はありますが、何らかの良い反応が起こります。少しの改善でも希望を育て、自力更生力を高めます。

c. 即応性：新しい未知の感染性病原体のワクチン製造には時間がかかります。ワクチン投与の事前処置ができます。

d. 安価：検査費用も処置費用も極めて低廉です。医療保険財政改革に寄与します。

# おわりに　デモクラシーからバイオクラシーへ

浅学非才、とくに医学については無知同然をかえりみず、私の研究概要をお読みいただきありがとうございました。これまでにご指導、お力添えを賜りました多くの方々に衷心より感謝申し上げます。

弊ＮＰＯ法人ＢＩＯ－ＩＴ研究開発機構は極めて微弱で、研究者も常勤事務局員もいない名ばかりの団体です。定例研究会は私の独談会のような集会でした。お聞きいただいた少数の会員に励まされて12年の長きにわたって開催でき、研究のまとめにむち打っていただきました。あらためて万感込めてお礼申し上げます。

人間第一の思想のもとで築きあげた科学は豊かな生活をもたらした反面、健康阻害やさまざまな社会的不安が増大しています。種族や国家第一の旗を掲げ、人類同士の争いは古代から絶えることなく今も引き続いています。生物共存をうたいながら絶滅種の増大にも歯止めがかけられない今日です。生物たちの目線で現状を見てみましょう。

20世紀以降の人間の横暴な行為に耐え切れず、反逆ののろしを上げたのです。生物やウイルスにとって人間は最悪最大の敵です。この戦いに現代科学では勝ち目を見いだすことができません。地球は修羅場となり人類は有史以来の存続の危機を招くことになるでしょう。この主因は現代科学であり、その運用であろうと考えています。

ＢＩＯ－ＩＴ技術は、人間と生物たちとの相互敵視を改め、過激な争いの緩和を目指した新しい技術開発を目指しています。世界のデモクラシーが大きく揺らいでいます。新しい「バイオクラシー」（私の造語）の到来を夢見ています。

最後にお願いがあります。弊法人は「ＢＩＯ－ＩＴ技術の継承」が最大の課題です。多くの方々に、この新技術への関心お寄せいただき、さらなる開発研究にご参加を賜りますよう伏してお願い申し上げます。

緊急提案①
2020.7.21

# 新型コロナウイルス対策の戦略と戦術

NPO法人BIO－IT研究開発機構定例研究会のレポートより

## A．敵と己（新型コロナウイルスと人間）

孫子《そんし》の兵法書にある「敵を知り、己《おのれ》を知れば百戦危うからず」はウイルス対策を考える基本であることは言うまでもありません。

### 1．敵の攻撃

感染法：接触感染、飛まつ感染、マイクロ飛まつ感染かは不明です。
変異体：ゲノムは3月末の時点で2000を超えました。このデータから感染拡大とともにウイルスが平均15日ごとに変異していることがわかりました。
潜伏期間：感染直後から14日で、平均5日です。
攻撃対象：主として肺細胞ですが、味覚やきゅう覚細胞でも増殖します。
無症状と軽症感染：低い病原性（致死性）でありながら強い感染力です。無症状感染者がどれだけいるのか不明で、しかも感染力をもっています。
致死率：医療崩壊国を含めて4・8％ほどです。
波状攻撃：感染拡大阻止の諸対策を受けても、ウイルスの活動力が弱まるのではありません。終息の方向と見せかけているだけで、対策をゆるめれば攻撃を再開します。
終息：いつなのか予測できません。人力で終息を促すことはできません、ウイルス自身が決めるのです。

結晶化：ウイルスは生きた細胞内しか活動できません。病原性を弱めて人体への影響力を落として生きています。

ウイルスは①生物性と②非生物性の2つの性質をもっています。

新型コロナウイルスＭｐｒｏタンパクの結晶構造が決定されています（中国科学院、上海科技大学術、２０２０／１／25）。

結晶化したウイルスは生体に触れると感染力を復活します。

## 2．人間の防御

抗細菌性感染対策：抗生物質を使って人体に侵入した敵を殺すことで対処しています。

ウイルス感染対策：ウイルスには死という概念は通じません。薬剤を使って殺すのではなく細胞核内でウイルスを処理しようという考え方の薬が開発されています。

ｅｘ．タミフルやリレンザやイナビルという抗インフルエンザ薬は細胞核内侵入も増殖も止められないが、増えたウイルスが細胞から飛び出すのを阻害する薬（ウイルス表面の突起ノイラミニダーゼ阻害剤）です。ゾフルーザも細胞核内侵入は止められないが、増殖に必要な酵素を阻害する薬（キャップ依存性エンドヌクレアーゼ阻害剤）です。これらの薬剤に対してウイルスの抵抗は素早く、耐性ウイルスに変質します。例えば、タミフルはウイルスの強毒性が問題になっています。今、新型コロナウイルス対処薬として候補に上がっているアビガンもウイルスの核内増殖を阻害する薬（ＲＮＡ依存性ＲＮＡポリメラーゼ阻害剤）です。アビガンは、出現の可能性が懸念されている新型インフルエンザウイルスＨ７Ｎ９（ヒト→ヒト感染、飛まつ感染）などが流行した場合に、国の判断で使用できる薬です。しかし、アビガンは動物実験で催奇性という重大な副作用があります。

隠れ感染者：ＰＣＲ検査が追いつかず、どれだけいるか不明、オーバーシュート派生につながります。

無症状感染者：体表皮膜に侵入すると、自然免疫が細胞内へ侵入を防ぐ戦いが始まります。敗れると症状が出始めます。力と力との対決です。濃厚接触感染でなければ、健全な年少者や若人はこの戦いに勝ちます。

軽症感染者：戦いに勝てなくてもウイルスの活動を制御します。感染から10日余り経つと獲得免疫が稼働します。自然免疫とあいまって重症化を防ぎます。

陽性から陰性に：細胞核内のウイルスが増えると細胞は死にます。同時にウイルスの活動も停止し、酵素によって分解されます。

特効薬：新型コロナウイルス感染症の特効薬はありません。ゲノムデータで、ウイルス感染がどのように拡大するかについて多くのことが解明されてきました。遺伝子変異を調べて封じ込めに役立てる研究が始まっています。

対症状療法：熱やせきなどの症状を緩和する解熱剤や鎮咳薬《ちんがい》を使っています。
感染制御：体内侵入を制御する方法はありません。
予防薬：ワクチンの開発製造が使えるようになるのは1年後以降と見られています。

## B. 基本戦略

現在、人間は新型コロナウイルスの攻撃に受け身の状態です。他のウイルス感染症に対する抗ウイルス薬のうち、新型コロナウイルスの増殖制御や命を守るために役立つ薬剤の研究は重要です。しかし、重大な副作用を配慮する必要があります。

これまでのBIO-IT技術研究実績をもとに、ウイルスへの攻撃に転ずる積極的な新戦略を立てました。すべての物質は姿形があり、性質・性状をもっています。多くの感染症の中で、病原体の性質を伝播《でんぱ》する疾病を感染性情報病と名付け、この典型的な疾病として次の3種を挙げました。

これらの感染性情報病に対しては、情報で対処する新しい手法です（本文参照）。

1．反転情報の照射

各種がんやウイルスの異常タンパク質はそれぞれ固有の性質・性状をもっています。この情報を打ち消す情報（反転写情報）を転写し、体内に照射伝達します。

2．自然免疫の賦活

免疫賦活剤の機能を正転写し、体内に照射します。

## C．戦略構想策定の裏付け動物実験研究

### 1．幼稚エビのバキュロウイルス性中腸腺壊死《えし》症対策

| 病　名 | 病　因 | 感染・伝達 | 死　因 |
| --- | --- | --- | --- |
| 狂牛病、C.ヤコブ病 | 異常プリオンタンパク質 | 正常ｐタンパク質を異常に | スポンジ脳症 |
| 各種がん | 異常タンパク質 | 転移 | 組織器官崩壊 |
| 各種ウイルス感染症 | 異常タンパク質 | 接触、飛まつ感染など | 組織器官崩壊 |

1990年代、世界中にウイルス感染が大流行、大半のエビの養殖場が操業停止・廃業に追い込まれた。このウイルスは最強の病原性をもち、環境感染で致死率はほぼ100%です。国際的な研究が行われましたが、抜本的な対処法は見つかりませんでした。中腸腺は肝・膵臓《すいぞう》の役割を果たす器官です。

健全幼エビに対する攻撃（強制感染）直後にBIO－IT処理飼育水（ウイルス反転情報記憶水、ウイルス反転磁場）で飼育し、エビの生存率に対する影響を確かめる実験です。（図1の攻撃程度は環境感染程度、図2の攻撃程度はその100倍ほどです）（84ページの図も参照）。

図は生存率です。表は致死率で、100マイナス生残率です。

反転写情報が飼育水に伝達記憶され、飼育水からエビに伝達、エビからウイルスに伝達し、ウイルスの活動の制御が起こった

| | | 1日後 | 2日後 | 3日後 | 10日後 |
|---|---|---|---|---|---|
| 図1 | 対照区の致死率 | 10% | 20% | 20.5% | 50%余 |
| | 実験区　〃 | 0.3% | 0.3% | | 0.8% |
| 図2 | 対照区　〃 | 23% | 63% | 96% | 100% |
| | 実験区　〃 | 10% | 18% | 20% | 20% |

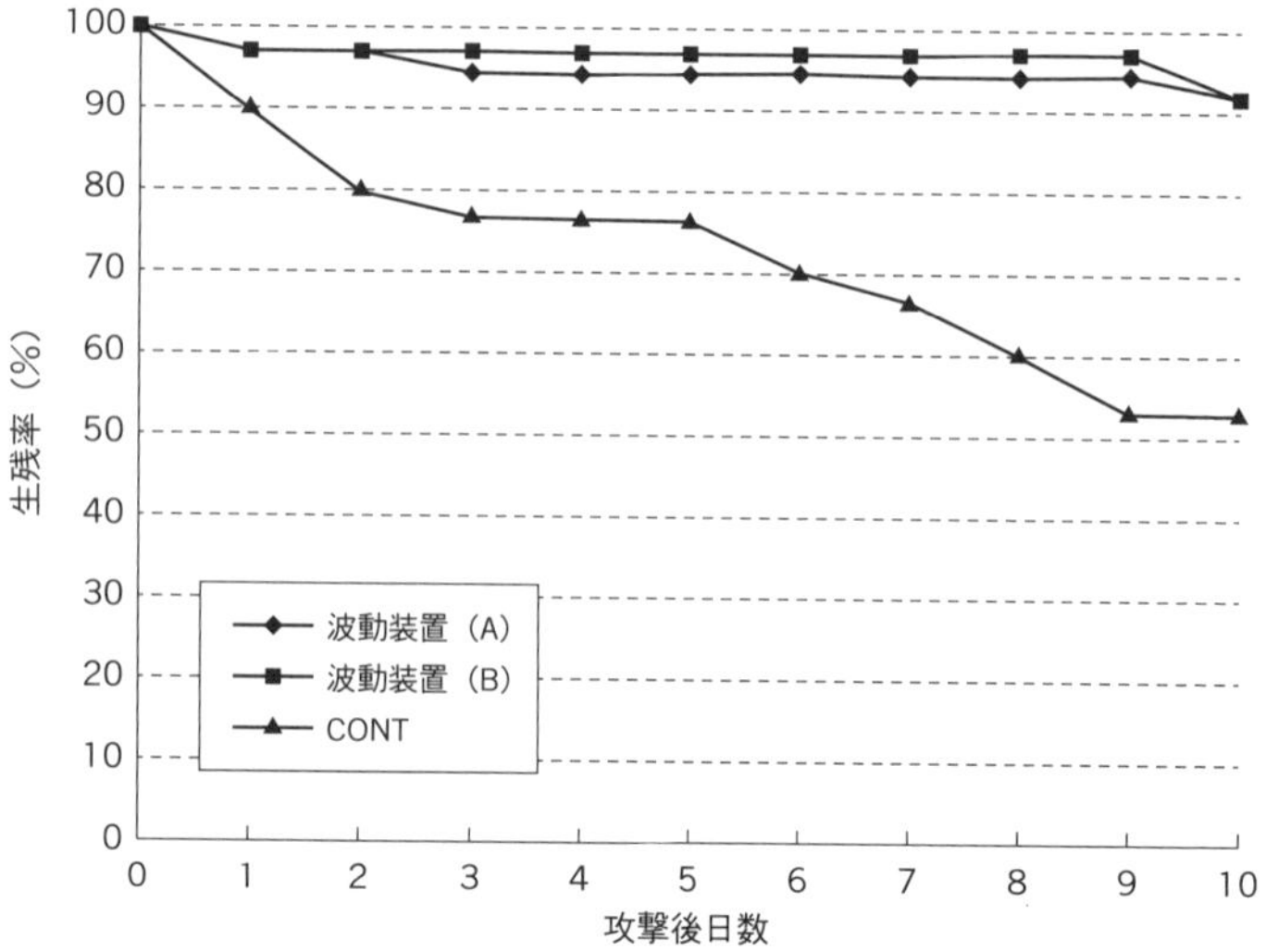


図１　Ｈ９年度第７回攻撃試験：体表伝達方式ｃ
（1997. 12／18～28　於国立水産大学校疫学研究室実験棟）

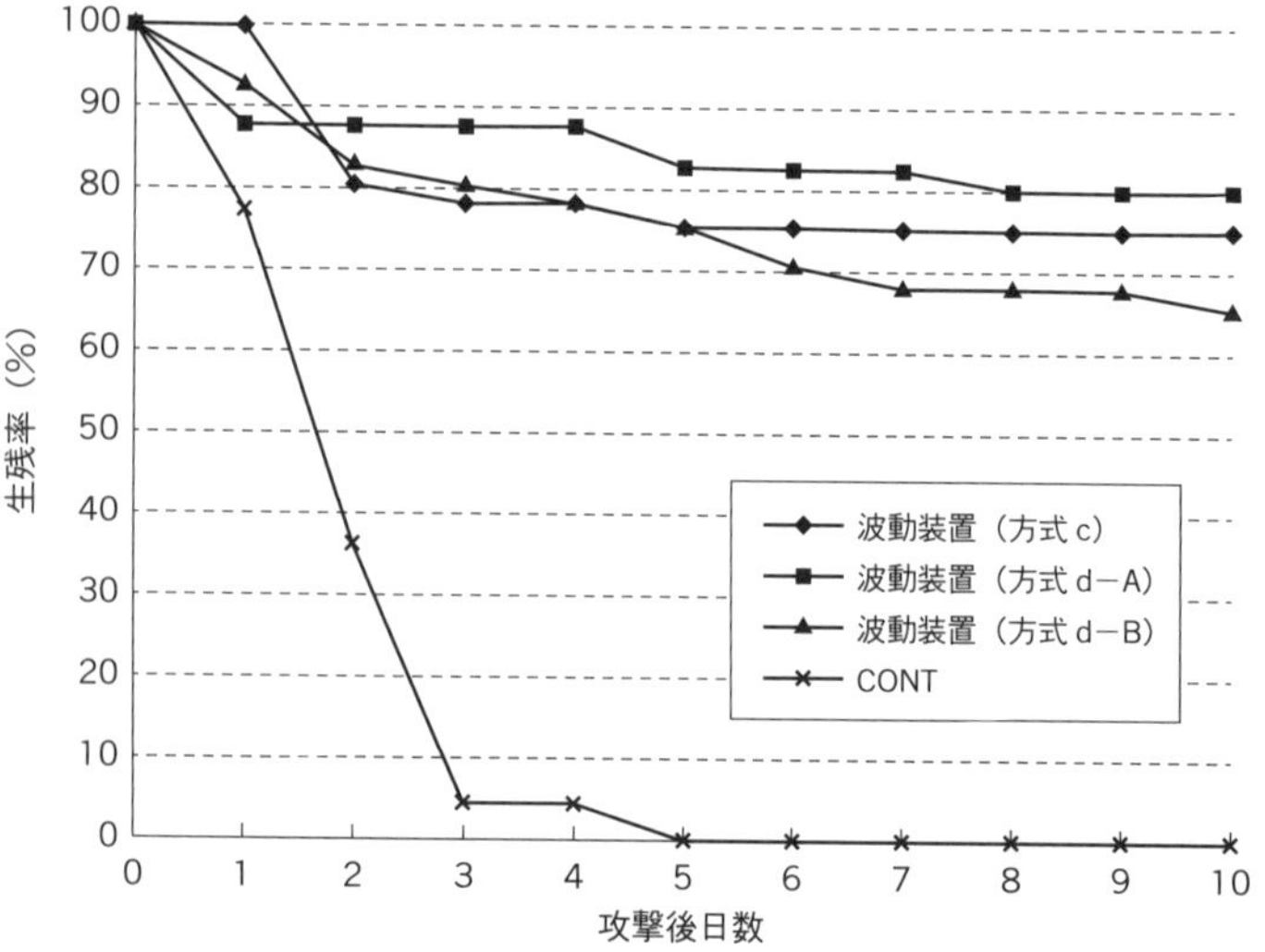


図２　Ｈ９年度第９回攻撃試験：体表伝達方式ｃ．ｄ
（1998. 2／13～23　於国立水産大学校疫学研究室実験棟）

（84ページを再掲）

のです。この実験から、感染エビを飼育水に放養開始直後からウイルスに情報が伝達されたことを示しています。反転写情報の本質が電磁波（バキュロウイルス固有のテラヘルツ波）であることの証左です。この電磁波を受けて、ただちにウイルス自身が活動を停止状態に移行し、エビに対する攻撃を大幅に緩めたと推察されます。

## 2. エビの免疫賦活実験

免疫賦活剤をエビに投与、最大賦活した体液の情報を飼育水に正転写し、その中で起こるエビの免疫賦活状態を調査する実験を行いました。飼育水に実験開始後急速に貪食能が高まり、10日後には数倍に高まりました。この飼育水でウイルス活性制御の実験を行いましたが、致死率改善への影響は見られませんでした。

## 免疫（自然免疫）の賦活

体内に侵入した細菌・ウイルス等との初戦に打ち勝つ自然免疫：食い殺す力の活性

**BIO-ITで1～2日後で倍増、**
**10日後には6倍（600％）も賦活**
**健康・感染予防治療に適用**

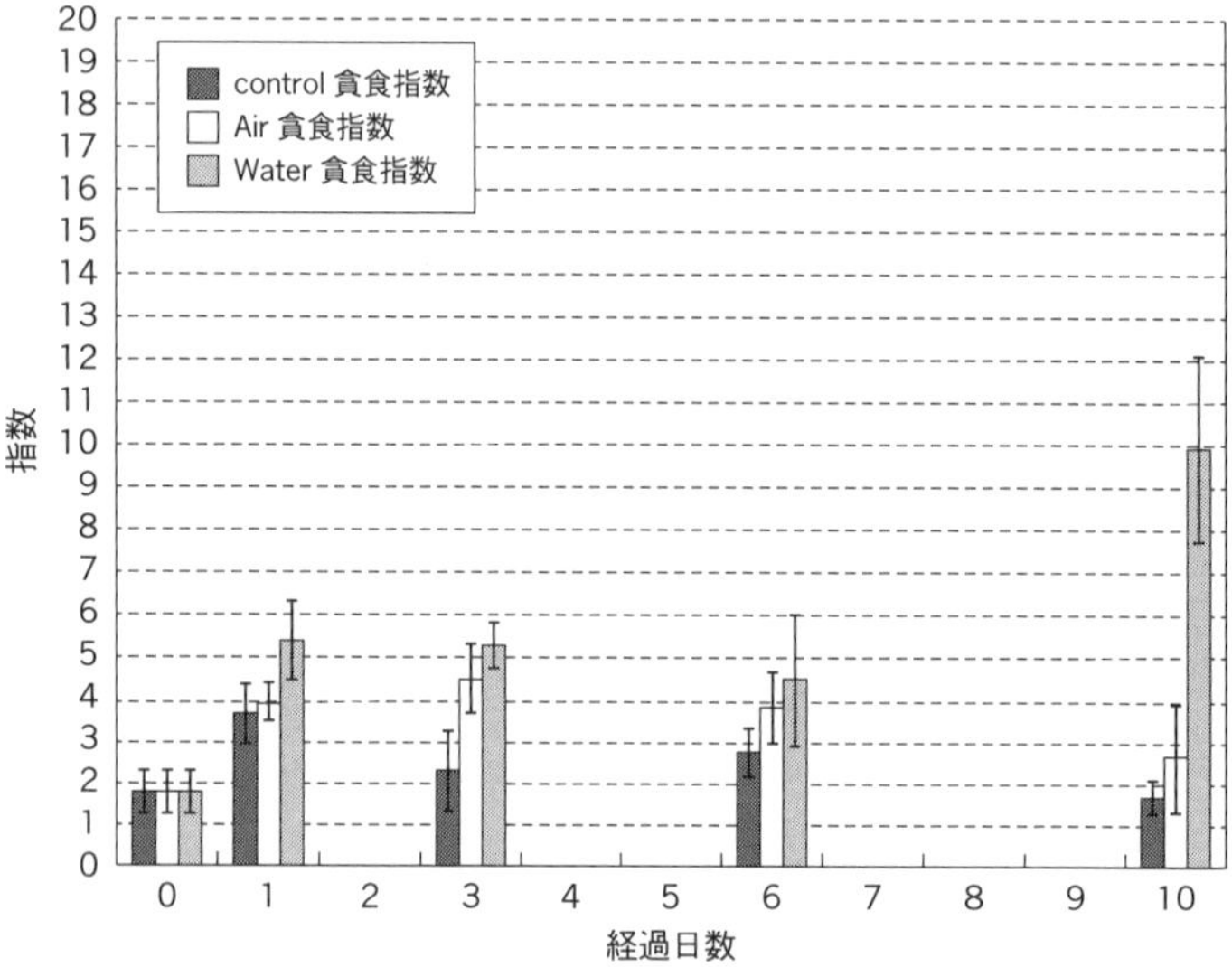


図3　貪食機能制御試験　貪食指数
（1998. 2／13～23　於国立水産大学校疫学教室）

# D. ヒトのウイルス感染症対策研究

## 1. エイズ（HIV感染）の症例

２００７年、都立病院加療中の男女会員各1名とも、リンパ球やマクロファージ（CD４陽性T細胞をもつ）が激減し、日和見病も併発し、歩行も容易でない状態でした。次ページの表は女性会員に対するＢＩＯ－ＩＴ処置（人工細胞内水にＨＩＶ反転写処理を行ったBIO-IT WATERの飲用）の事例の概要です。飲用は朝夕各1滴（０・０７２㎖）を通常水に滴下、通常水の量は自由です。

以降、現在までの経過の詳細な検査データは割愛しました。CD４は徐々に増加、ウイルス数も低位安定して。その後もBIO-IT WATERの飲用を続けています。現在、CD４ほぼ正常で、ウイルス検出できずの状態を維持しています。

表１　HIV 患者に対する BIO-IT WATER の飲用による経過概要

| 2007／月／日 | ＣＤ４ | ウイルス数 | 備　考 |
|---|---|---|---|
| 2／4 | | | はん用性 BIO-IT WATER の飲用開始、極度の疲労が翌日軽減、重症口内炎が３日で解消 |
| 2／20 | 16 | $7.3\times10^{4}$ | 副作用劇甚自殺したいほど、薬剤服用停止 |
| 2／26 | | | 服用再開を勧める、薬剤服用再開 |
| 2／30 | 228 | $2.6\times10^{2}$ | 副作用劇甚 |
| 4／24 | 107 | $9.7\times10^{4}$ | 副作用劇甚、疲労は軽減 |
| 5／7 | | | 反転情報 BIO-IT WATER 飲用開始 |
| 5／17 | 238 | $8.7\times10^{4}$ | |
| 7／2 | 199 | $5.2\times10^{1}$ | 疲労感解消、通常生活、毎日２駅間歩行 |
| 9／27 | 212 | ＜50 | |

## 2．海外のＨＩＶ感染者処置事例

タイとケニアで多数の重症感染者に BIO-IT WATER 飲用、および磁気装置によるテラヘルツ波照射を行いました。歩行力即効的な回復、その他ＱＯＬの向上が見られましたが、国の正式認可などの問題があり活動を断念しました。

## 3．その他のウイルス病対処事例

帯状疱疹《たいじょうほうしん》会員5名（医師治療、医薬品使用）に、個々人用の BIO-IT WATER を調整、服用、激痛緩和と回復促進が報告されました。

イボ会員5名は個々人の BIO-IT WATER 塗布および服用で完全消失しました。

# E．理論研究

## 1．ウイルス活性制御の起因と遺伝子

ウイルスの終息がいつ起こるのか、またその仕組みは全くわかっていません。季節インフルエンザウイルスの流行と終息は気温と湿度がかかわりあっているといわれていますが、真の起因はわかっていません。終息はウイルス自身が決めるという特徴をもっていますがこの特徴を欠点として利用したのがＢＩＯ－ＩＴ技術です。

エビとヒトに侵入ウイルスの活性制御誘発の起因はテラヘルツ波の感受であり、遺伝子に作用したと考えざるをえません。テラヘルツ波照射は遺伝子に作用するスイッチであり、その実態は共鳴伝達であろうという仮説を立てています。ウイルスに活性を起こす（生物性を発揮する）遺伝子と、活性を停止状態にする遺伝子があるのでしょうか。それとの一つの遺伝子がオン・オフ（エピゲノム現象）する操作をしている

のでしょうか。

## 2. スイッチ仮説の傍証研究

現在、ダイレクトプログラミングという新技術が注目されています。けい髄損傷を与え、脳からの神経伝達が切れたマウスに遺伝子ニューロＤ１という遺伝子を導入すると、脳からの信号がつながったという実験です。損傷を受けた神経細胞は死に、ミクログリア（神経幹細胞から神経細胞と一緒にできた細胞で兄弟の関係）が神経細胞に変わったという研究です（２０１９／１報道、九大の中島教授）ニューロＤ１がこん跡化した神経幹細胞を刺激して復活させ、ミクログリア細胞を初期化し、新たに神経細胞が産生されたのでしょうか。その後の研究など詳細は不明です。

事故により、けい髄不全損の会員は事後１年間四肢の機能再生治療を受けたがほとんど改善の兆しが見えなかった方です。ＢＩＯ－ＩＴにより即効的な機能回復が起こりました。（詳細は第１章参照、２０１３年の事例）。これはニューロＤ１導入もテラヘルツ波照射も同じく、スイッチの役割を果したと推察されます。

## F. 基本戦術

### 1. 反転写情報の活用

ＢＩＯ－ＩＴ技術が新型コロナウイルスに適用できる可能性はあると自負しています。科学者として、体内への BIO-IT WATER 投与によるテラヘルツ波照射の効果を断言したり予測することは差し控えます。

### 2. 終息より収束

広域に拡大したウイルスが一斉に活動を停止または急減速する現象が終息です。終息の条件起因はわかっていません。しかし、流行があるピークに達するのを低く押さえ込めば終息につながるという説明も耳にしますが大変気にかかります。問題はピークの高さです。3つの密という対策により1日の感染者数の増加を減少させ、低いピークに抑えてオーバーシュートを防ぐ収束が現在の最優先課題です。

## 3. ねらい

3つの密対策を緩めれば再度感染拡大が起こる可能性が懸念されます。この押さえ込み対策を継続すれば大きな経済問題と社会問題を引き起こします。BIO－IT技術導入のねらいは3つの密対策を緩和しながら、押さえ込みの延長、さらに封じ込めに挑戦することです。いうまでもなく、重症者の生命を守ることも最重要課題です。

## 4. ウイルスの変化に対応

エビの実験研究の対照区（無処理区）で注目されたのは、群れの大半が死滅しても

1～2％ほどが生き残ることです。養殖場の現場でも同様なことが見られます。これはウイルス自身の活動変化です。一方、実験区の反転写情報を感受したエビの群れの体内にあるウイルスは一斉に活動停止状態に移行しました。新型コロナウイルスに感染した人に、未症状、軽症で済む方と重症化する方がいます。この差は感染強度、年齢、基礎疾患などの要因が上げられています。しかし、どの感染者に対してもウイルスの病原性は一定なのでしょうか。このウイルスの本質はよくわかっていないのです。ウイルスは15日ごとに変化しているという研究が報じられています。たとえ、致死性やマイクロ飛まつ感染などウイルスの変異が起こっても、ＢＩＯ－ＩＴ技術は変異したウイルスの発信情報をとらえて即応できます。

## G．実施戦術（案）

### 1．臨床の適用

感染者に対するテラヘルツ波照射の効果の判定を最優先です。照射の方法はBIO-IT WATERの①飲用、②静脈注射、③点滴、④酸素吸入にミスト混入などがあります。使用量はこれまでの多くの事例があり、それを採用します。通常の臨床研究は効果と同時に副作用の判定を行いますが、BIO-IT WATERは薬学的な化学物質が含まれていませんので、安心して使用できます。実施は医師など専門家の指導を受けて行います。

1．重症者の生命保全の重視

肺組織・細胞中に増殖したウイルスの活動制限による病状の変化と致死率を医学的に判定します。

2．肺炎発症者の重症化

重症化率の変化を判定します。

3．感染者に対する実用化

これまでの会員に対するＢＩＯ－ＩＴ処置事例から、反応が起こるまでに多くの時間を要しません。効果の程度の判定を待って実用化を促進します。

4. 感染予防

臨床の成果を見て感染予防の研究を促進します。フェレット（イタチ類の実験動物、ヒトに似た反応を示す）とインフルエンザウイルスH7N9亜型（飛まつ感染）を使い、感染予防の実験研究を行います。実験方法は専門家と協議します。

この成果を受けて、BIO-IT WATERミストの多用な使用を実施します。この使用法はスーパーなどの食料品店、銀行、病院などの広域ミスト散布や入院室、軽症者のホテル・住居、防護服、マスクなどへの情報伝達です。

## おわりに

バキュロウイルスのように、強烈な病原性のヒト型H7N9亜型が明日出現するかもしれない現状です。ほかにも多用な強病原性ウイルスの攻撃がいつ始まるのか全く予想できません。新型コロナウイルス対策を教訓にして、BIO－IT技術の国際的なウイルス対策の共同研究を叫び続けています。

# 緊急提案②
# 2020.3.21

# 新型コロナウイルス禍の教訓：新興ウイルスの暴走をどう防ぐか

NPO法人BIO－IT研究開発機構定例研究会のレポートより

新型コロナウイルス感染症パンデミックは、世界の社会経済活動に計り知れないほど大きな影響を及ぼしています。この大きな変化は、私たちの日常風景の一部と化してしまいました。人類はウイルスと戦うのではなく、共存・共生という論説が近ごろよく見受けられます。またアフターコロナ、ポストコロナといった言葉も見受けられます。また、正確には「ウイズコロナ」が現実に近いと国内外の識者は指摘しています。南米やアフリカ諸国では拡大が加速しています。流行拡大が収まった国は第2波を警戒しながら徐々に社会・経済活動の再開を始めています。コロナ渦が長期化しいつまで続くのか不明の状態では社会経済システムの崩壊を招くからです。

先進国は個々にワクチン開発を加速していますが、国家戦略や私企業戦略に使われる気配があり、途上国に行き渡るための対策が必要です。これができなければ、最終的に大半の地球人が感染して多くの犠牲者を生み、生き残った人が抗体をもち、新型コロナ禍が収束することになるのでしょうか。スウェーデンは抗体をもつ人が一定の割合に達すると感染の拡大にブレーキがかかり収束に向かうとされ、経済活動を制限しない政策をとっています。基本再生産数（1人の感染者が新たに何人に感染させるか）を2・5として、感染の広がりを求めると、全体の6割程度の人が抗体（免疫）をもてば感染が収まるとされていました。感染が再拡大する第2波への懸念が広がる中、経済活動と感染対策を両立する試金石になっています。この2・5という再生産数の研究は実際の社会で実証されていません。加えて、感染者でも免疫が長期にわたり保たれず集団免疫は期待しにくい状態です。現在、収束と終息の違い、使い分けが理解できません。私はウイルス自身が活動を低減または停止することを終息としています。再生産数が1になれば拡大は収束するでしょうが、終息ではありません。今、あらためて新型コロナ禍の教訓をかみしめなければなりません。

## 1. 新型コロナウイルスの出現

以前から感染症には、開発原病（開発が生態系を乱したことに起因する疾病）としての側面がありました。近年、急速な地球温暖化による異常気象が加わったことによって、新興感染症の発生が増加すると懸念されています。霊長類学者のジェーン・グドール博士は、森林破壊によって多くの動物たちが接近して生息せざるをえなくなり、その結果として感染病が動物から動物へと伝染を繰り返し、最終的に人類に伝染する可能性が高まっていると語っています（2020／4／12）。今回の新型コロナウイルスの出現はその序章であり、新たな凶悪ウイルスが出現の機をうかがっていることに警戒しなければなりません。

## 2. 専防衛戦のコロナ禍

この新興コロナウイルスはインフルエンザウイルスと異なり、SARS《サーズ》やMERS《マーズ》のように動物からヒトに感染した過去のコロナウイルスと同様に諸臓器・組織に広がっています。特にサイトカインストームを越し免疫の暴走、時には急速な重症化を誘発します。さらに半月ほどで変異し、いまだに正体がつかめないなど、恐怖をあおるウイルスです。

ウイルスが体内に侵入すると自然免疫が即対応します。同時に獲得免疫の稼働準備が始まります。ウイルスの体内侵入量（攻撃程度）と年齢・体調などにより、この初戦にヒトが勝てるか負けるかが決まります。負ければ発病です。獲得免疫が稼働できるようになるのは、ウイルス侵入から2週間ほど後です。新興ウイルスの体内侵入を緩和する医薬学的方法のプレワクチンはなく、物理的な方法の「三密」でどうにか爆発的な感染拡大を抑えています。生活居住環境を消毒しても、その後にウイルスが付着すれば元の木阿弥《もくあみ》です。社会経済活動を再開すれば再び感染拡大の危機が起こります。

専用のワクチンや治療薬開発をいくら急いでも感染拡大の速度には全く応じられないのです。専守防衛というと、攻撃を受ければそれに反撃する方法手段を講じて、相手の攻撃力を弱めるのです。しかしながら、新型コロナウイルスに対する反撃薬はなく無抵抗の状態です。

## 3．留意すべき新興強病原性ウイルス

特に、高い致死性と感染力の高い飛まつ感染をする新興ウイルスが出現の機をうかがっています。豚由来のインフルエンザウイルスがヒトに感染して新型インフルエンザウイルスとなり、２００９年に世界的な大流行となりました。以降、抗ウイルス薬の開発とワクチンの短期製造技術開発に焦点が当てられていました。

中国を中心に養鶏関係者などがトリインフルエンザウイルスＨ５Ｎ１に感染、致死

率は53％の強病原性です。このウイルスの表面にある、感染にかかわる突起Hの１８２番目と１９２番目の２カ所のアミノ酸がヒトの受容体と合致するように変化していることがわかりました。加えて、ヒトの体温で活発に活動できるように変異したＨ５Ｎ１亜型が見つかったのです。このウイルスのヒト型化（ヒト↓ヒトの感染）によるパンデミックの可能性が最も高いと考えられました。これに備えて、２００６年以降、政府はプレワクチンの製造・蓄積を行ってきました。近年、中国などの感染者が減少する一方、２０１３年以降、新たなトリインフルエンザウイルスＨ７Ｎ９亜型の感染が起こりました。想定外の変化で、致死率は39％の強病原性です。Ｈ７Ｎ９亜型も同様にヒト型化の変異を始めました。潜伏期間は10日程度であり、症状が出ない状態でも感染する飛まつ感染です。国が備蓄するＨ５Ｎ１亜型のプレワクチン１０００万人の大半が２０１９年度中に有効期限切れになるため、政府は新たに製造するプレワクチンのタイプをＨ７Ｎ９亜型に変更しています。また、このパンデミックに備えて新しい抗ウイルス薬アビガンの開発も行いました。幸いに中国などのこの感染者数は低減状態ですが、ヒト型化していつ大流行を起こすのか全くわかりません。

また、中国で新型ブタインフルエンザ（G4H1N1）のヒト型化が懸念されています。このウイルスは、2009年パンデミックとなったブタインフル（H1N1、2012年までに28万人死亡）に似た遺伝子構造をもち、またもパンデミックを引き起しうる重要な特徴をすべて備えています。

このようなとき、またしても想定外のウイルス、新型コロナウイルスが出現したのです。

さらに、2種の豚コレラ、ASF（アフリカ豚熱、日本には発生なし）とCSF（豚熱、日本国内）ウイルスが猛威をふるっています。いずれも強い感染力と高い致死率ですが、ヒトには感染しないといわれています。豚インフルエンザウイルスが種の壁を乗り越えて新型インフルエンザウイルスになったように、豚熱のヒト型化の可能性は否定できないのです。現在、既知の病原性のウイルスは約6600種です。地球上には約3000万種の生物がおり、その数だけウイルスの活動戦略があります。ウイルスにとって恰好《かっこう》の活動場はヒトであり、総攻撃が始まったのです。

## 4. 急がれる新興ウイルス反撃技術開発

飛まつ感染、さらに空気感染する新興ウイルスの出現は新型コロナウイルス同様、あるいはより大きな社会経済システムの崩壊を起こします。病原性ウイルスとの共生などありえません。現在の医薬学ではこの新興ウイルスに対して無抵抗服従を余儀なくされています。新興ウイルスの攻撃は人類が初めて直面する最大の難関であり、反撃抗戦する新技術の開発は不可欠です。この開発目標は第一にウイルスの体内侵入を防ぐことですが、この開発は極めて至難です。体内侵入に即応する自然免疫の賦活《ふかつ》、他人の獲得免疫（抗体）の導入技術の開発は重要課題です。抗インフルエンザウイルス薬のタミフル、リレンザ、イナビルはインフルエンザウイルスの細胞核内侵入も増殖も止められないが、増えたウイルスが細胞から飛び出すのを阻害する薬剤（ノイラミニダーゼ阻害剤）で、対ウイルス反撃ではありません。ゾフルーザもウイルスの細胞核内侵入は止められませんが、ウイルスが増殖するために必要な酵素分子に結合して、その活性を低下または消失させる生理活性薬剤（キャップ依存性エンドヌクレアーゼ阻害剤）で、初めての能動的な反撃薬です。アビガンは他の抗インフルエンザウイルス薬が無効または効果が新興・再興型インフルエンザウイルスが発生し、国が使用を容認した場合の薬剤で、核酸アナログで体内活動の増殖を直接阻害するRNA依存RNAポリメラーゼ阻害剤で、能動的な反撃薬です。

《参考》細菌もウイルスに襲われます（細菌に感染するウイルス総称をバクテリオファージと呼ぶ）。原核生物において発見された獲得免疫機構をCRISPR／Casシステムといいます。細胞内に侵入したウイルスの遺伝子を切断分離するのです。このシステムのうち、RNA依存性ヌクレアーゼとして発見されたCas9は、ゲノム編集をはじめとするさまざま新技術に応用され生命科学を一変させました。

ウイルスの体内増殖を阻害する薬剤の機能は、本来もっている免疫（自然免疫、獲得免疫）機能に付加する画期的な「第2のウイルス防御機能」です。しかしながら、新興ウイルスに対する治療薬の開発は効果と副作用の確認に長期間を要し、応急の実用には適しません。このため、新型コロナウイルスに対してはアビガンなど多種の抗ウイルス薬の転用を模索しているのです。

今、人類は、新興ウイルス出現、即応反撃できる手法・手段の開発に取り組まなければならない時代を迎えたのです。

## 5. 国際新興ウイルス対策技術研究センターの設立

新型コロナウイルス禍は経済的な打撃に加え政治的な影響も甚大です。西側諸国と中国の間の矛盾や対立は冷戦後最悪です。さらに各国の内部でも分断が深刻化しています。前述のように新型コロナウイルス以上の高病原性新興ウイルスが出現の機をうかがっています。このようなときこそ国家間や文明間の対立を棚上げし、未来の地球人のためにウイルスの攻撃に反撃する国際的な技術開発のセンターの設立を急がなければなりません。新型コロナ禍対策のワクチン開発や特効転用薬探索においても各国各組織が個々に競合しています。これが人間社会の本質なのでしょうか。WHOはワクチンについて技術の公開を提案しています。今後の新興強病原性ウイルスへの反撃技術の開発は人類初の挑戦であり、利害を超えて人類が団結しなければならないのです。このセンターは、まずは、体内および細胞核内に侵入した新興ウイルスの活性制御にかかわる応急的な手法・手段について、世界中からの提案を受けることであり、次いで実用化の新しい挑戦を開始することです。

## 6. 新興ウイルス対策

### 1）第1号提案

私は、1997年12月、化学薬剤を一切使用しない情報転写伝達方式でバキュロウイルスsp.（環境感染、致死率ほぼ100％）の活性制御に成功しました。このウイルス感染は世界中におよび、多くのエビ養殖場が閉鎖廃業に至るほどの決定的な損害を与えました。以降2000年まで、この成果の再現実験研究と実用化の研究を行いました。この新技術をBIO－IT技術（生命情報記憶伝達技術：生命現象に影響を及ぼすすべての情報の記憶と伝達技術。委細はホームページ参照）と呼んでいます。その後、急速に感染拡大が終息したことと、この新技術が常識外であったこと、実験研究の信頼性に疑義がもたれたことなどにより、関心が薄れて協力・協同研究組織を得ることができませんでした。加えて体調を崩して休息、２００６年以降からヒトに侵入したウイルスの活性制御の臨床研究を再開しました。この研究は親族、知人友人や弊ＮＰＯ会員の要望により行うもので、成果について統計処理ができるほどの事例集積に至っていません。しかし、事例は少数かつ数種のウイルス感染種であっても、新技術処理は体内侵入のウイルス活動を制御できる可能性を示唆しています。ウイルスの増殖阻害剤に次いで第3のウイルス防御機能の開発です。この新技術開発の歴史は浅く多くの研究課題を抱えています。

現在、新型コロナウイルス禍の真っ最中であり、新技術の有効性を確かめ、技術の向上開発の好機です。さらに、新技術は新興ウイルス対策に寄与する多くの特徴をもっています。それは、ウイルスの変質の即応記憶と BIO-IT WATER の量産などです。

## 2）第2号提案

京大の奥野恭史らは7／3スーパーコンピューター富岳を用い新型コロナウイルス感染症薬の候補となる物質を数十種を発見したと発表しました。これは、ウイルスの増殖に関係するタンパク質にくっつき、その働きを防ぐというもので、治療薬として有望と考えられる数十種を絞り込みました。この中には、新型コロナ向けに世界で臨床試験が進む寄生虫駆除薬剤12種も含まれていました。今後は細胞を使った実験で薬剤の効果を詳しく調べ、臨床研究・試験について検討すると報じられています。

## 3）第1、第2号提案の本質の差

第2号提案は前述のウイルス増殖阻害酵素にかかわるものと推察されます。これは原核細胞の機能から学んだ技術であり、ゲノム編集という画期的な生命科学の進展をもたらしました。第1号提案はウイルスの機能から学んだ技術であり、分子生物学から量子生物学への進展をもたらすであろうと考えています。

この両提案の基本的な違いは、第2号提案はヒトが主体で客体ウイルスの活動に働きかけるものです。一方、第1号提案はウイルスが主体で、客体であるヒトがウイルス自体に活動を自制させるものです。

◇◇◇◇◇

☆本論から離れますが、第1号提案の第3のウイルス防御機能は、ウイルス以外の病原性細菌感染症、内因性疾病などの防御機能や平衡機能賦活（自力更生力強化）にも適応する機能です。

# 緊急提案③
# 2020.9.15

# BIO－ITの理論と実際
## ～生体内ウイルスの活性制御仮説の検証など～

NPO法人BIO－IT研究開発機構定例研究会のレポートより

## 1．仮説検証の道

生命現象にかかわる情報の転写伝達研究をライフワークとし、ウイルスの活性制御研究を始めて二十数年、近々、研究を総括した『凶悪ウイルスに勝つBIO－IT』を出版する運びとなりました。今、最も行いたいことは、生体内に侵入したウイルスの活性を制御する「ウイルスの自身の遺伝子作用」の仮説の検証に関わる研究です。新型コロナウイルスを使って、体内侵入ウイルスの増殖制御の事実を確かめ、専門家が仮説の検証に関心を深めることです。

バキュロウイルス重症感染エビ→血液採取→メモリーシートに正転写→飼育海水に反転写→ウイルス強制感染直後のエビを飼育の実験で、エビの体内ウイルス活性制御(致死率制御)・致死率低減に即効的効果をあげました。2、3のウイルス種の感染症会員に対する反転情報の投与事例でも即効的な効果をあげました。この生起機序について『「体内のウイルス自身が反転情報を感受し、活動に大きく影響し、停止状態にした』と考え、この仕組みは遺伝子であろう」という仮説を立てました。

仮説の検証は、a. 多くのウイルス種で重複した反転写情報投与実験、第三者による実験の結果を集積することと、b. かかりあった遺伝子を特定することです。しかし、その他のBIO－IT技術を使った実験研究に対する認知度が低く、a.、b. とも実現していません。

このたびの出版を機に、多くの生命科学研究者がこのウイルス制御法について関心を寄せられ、とくに新型コロナウイルス制御の協同実験・臨床研究が実現することを切望しています。医薬の臨床研究には事前の動物実験など厳しい制約があります。反転写情報記憶の BIO-IT WATER は副作用を引き起こす化学物質が含まれていませんし、デバイスによる反転写情報照射においても微力な磁気でありマイナス作用も考えられません。といっても、動物実験を経ずに直の臨床研究には大きな壁となるでしょう。しかし、早急かつ有効なコロナ対策法がない現在、ワクチン開発は従来の質のグレード（抗体産生能）と副作用チェックを軽視した実用化を進めようとしています。BIO-IT技術の適用可能性について、動物実験をカットした臨床研究実施の理解を得たいのです。この研究がコロナ禍対策の一助になれば、仮説の検証を推し進める糸口になると期待しています。

## 2. 新型コロナウイルス対策の新戦略・戦術

2020年3月に策定の「新型コロナウイルス対策の戦略と戦術」（138ページ）を7月の定例研究会で発表しました。その後、世界中の研究者により、このウイルスの本質について多くのことが探求され、現在、対策の流れは「ワクチン、抗体の強化」に集中しています。ワクチンの抗体生成能や副作用などについて、十分な検証研究を省略した実用化を進めようとしています。9月9〜10日、コロナワクチンについて重要なニュースが流れました。欧米製薬9社がワクチンの「安全性最優先」を声明しました。続いて、ワクチン第3次治験中のアストラゼネカとオックスフォード大が、副作用発生で治験を中断したというニュースです。このワクチンは最新の「ウイルスベクターワクチン」でこれまで承認されたことない最新のワクチンです（ロシア、中国もこの手法）。この影響は計り知れないほど大きいのです。業者側から政治的な動きをけん制したのです。ワクチン以外に、感染者の抗体を活用する血液製剤の開発も注目されています。

あらためて、BIO−IT処置によるコロナ対策を検討しています。病原性のうち、感染力はインフルエンザと同じ飛沫感染ですが発病前も感染します。感染者の大半は無症状です。致死率は2％弱（日本）ですが、重症化した場合は高い致死率になります。不安感をあおるのは、a．いつどこで感染するのか不明、b．重症化したときの厳しい苦痛、c．免疫不全を起こして自己の細胞を攻撃（サイトカインストーム）、d．

高い後遺症、e．いつ終息するのか不明、f．効果薬がないなどです。

新戦略は前と同じく重症化の防止で、インフルエンザ並みの致死率に低減することがねらいです。新戦術はa．BIO-IT WATER（コロナの反転写情報転写）の事前服用、b．発病後の早期BIO-IT WATER服用対処、c．サイトカインストームを抑える乳幼児の血液（ホメオスタシスの強化、と多種で強い幹細胞）情報の正転写および自然免疫の賦活の正転写の（aに加える）の投与です。

## 3．大手製薬会社の動向と技術革新の方向性

大手製薬会社の開発競争が激化しています。巨額の利益が見込める大型薬「ブロックバスター：年商1000億円を超える大型医薬品」をいち早く生み出そうと大手はしのぎあっています。新しいブロックバスター開発には長い時間と膨大な研究開発費用がかかります。実用の直前で最終的に失敗することも多いため、リスクを抱えて開発することは大手会社しかできません。2019年に国内で最も売れた薬はキイトル

ーダ（ガン）やオプジーボ（ガン）で、ガン細胞の影響で働きを抑えられた免疫を再活性化するものです。
売上高の大きいものには、バイオテクノロジーを駆使した抗体医薬が目立ちます。

売上高世界上位の薬剤

| 順位 | 薬剤名 | 金額（円） |
| --- | --- | --- |
| 1 | ヒュミラ（関節リウマチ） | 2兆8140億 |
| 2 | エリキュース（脳卒中・血栓コウソク症） | 1兆4070億 |
| 3 | キイトルーダ（ガン） | 1兆1805億 |
| 4 | イグザレルト（脳卒中・血栓コウソク症） | 1兆815億 |
| 5 | ランタス（糖尿病） | 1兆500億 |
| 6 | エンブレル（関節リウマチ） | 1兆185億 |
| 7 | ステラーラ（乾せん症） | 9135億 |
| 8 | オプジーボ（ガン） | 8400億 |

9　ジャヌビア（糖尿病）　7770億
10　ノボラピッド（糖尿病）　7665億

武田薬品工業が一般用医薬品（大衆薬、ｅｘ．アリナミン）事業を売却に踏み切りました。大型薬ブロックバスターを生み出すには巨大な研究費がかかること、シャイアーを買収（売上は3兆円超え、世界トップ10にはい上がる）したが巨額の有利子負債を抱えていること、コロナ禍による事業価値の低下が懸念されることなどからのウエーバー社長の決断です。現在、武田は１０００億円を超えるブロックバスターが5種ありますが、ゼロから開発したのは前立腺ガン治療薬のみ、2種はシャイアーがもっていた血友病薬などです。現在、新薬候補のうち臨床試験の最終段階にあるのは20種ほどで、ロッシュやノバルティスなどの40種と差をつけられています。武田の大衆薬の売却は世界に肩を並べるための戦略です。

大衆薬は中小製薬に、開発リスクの高い薬剤は大手製薬会社にという分担は当然の成り行きでしょう。前ページの表の薬剤で見られるようなブロックバスターは、これまでに適切な治療法がなかった難病患者にとって生きる希望の福音となっています。しかしながら、その巨額な薬価には保険行政上大きな問題を投げかけています。その半面、経済開発途上国や貧困者には果たせぬ夢になっています。製薬事業会社にとって収益を上げることは当然ですが、他の事業と異なり、貧富にかかわらず多くの人に恩恵を与えるという責務があります。イノベーションの支援に政府が大きく関与しているにもかかわらず、民間企業の技術革新の方向性に注意を払っていないように感じられます。リターンが長期的な気象変動を軽減する技術などへの投資がおろそかになったり、デジタル化がプライバシーに及ぼす影響への配慮が不十分になったりします。前述のように、製薬会社では先進国の難病を治療する高額な医薬品の開発で収益を上げようとしているのが現状です。

ＢＩＯ－ＩＴ技術を駆使したコロナ対策の可能性が見いだされた場合、政府や大手製薬会社が薬剤イノベーションの方向性について再考されることになれば幸いです。

## 4．抗体医薬品とBIO-IT WATER

病原体などの異物（抗原）が体内に入ってくると、その異物と結合する抗体を作り、異物を無害化する働きがあります（抗原抗体反応）。無害化により病気の原因を排除することで、予防や治療をする薬剤が抗体医薬品です。

前述のオプジーボは肺ガン細胞という異物に対処する抗体医薬品です（２０１８年、ノーベル賞、本庶佑《ほんじょたすく》博士）。ガン細胞は抗体の働きを妨害するエクソソーム（メッセージ物質）を出し、抗体に接触して抗体の働きを妨害します。ガン細胞の飛び道具といわれています。オプジーボはガン細胞が出すエクソソームの働きを逆妨害する薬剤と解説されています。複数の肺ガン会員に対するBIO-IT WATER（反転写情報転写水の投与処置）投与処置事例があり、延命効果などが見られています。オプジーボは抗体への作用ですが、ＢＩＯ－ＩＴ処置は肺ガンへの作用です。その他の数種のガン会員に対する処置事例があります。体内の異物に対処する抗体や抗体医薬品は生体高分子化合物であり、BIO-IT WATERは通常水で、両者は異質ですが、体内のガン細胞増殖の制御という同じベクトルの働きです。ガン細胞と抗体の界面で起こっていることは相互の力学的争いです。その本質は電磁波（テラヘルツ波帯）であると考えています。血液に溶け込んだBIO-IT WATERとガン細胞の界面もテラヘルツ波の空間と考えています。

ガン細胞が発信する電磁波の周波数、抗体の周波数、両者のエクソソームの周波数、血液に溶け込んだ抗体医薬品の周波数、BIO-IT WATER（反転写）が発信する電磁波の周波数は現在わかっていません。これらの精《くわ》しい探求はこれからの課題です。この研究はガン制圧医学の進展と制ガン薬開発に寄与すると考えています。

## 5. 異常状態も記憶伝達するBIO-IT WATER

ＢＩＯ－ＩＴ技術は生体内の異常物質だけでなく、異常状態も記憶できる技術です。脳中枢神経系の異常、内因性の脳卒中や外因性の神経損傷などの異常状態を記憶し、その反転情報を生体に伝達した多くの事例があります。その他、多くの異常状態に対する反転情報伝達の事例を蓄積しています。

## 6. BIO-IT情報転写伝達の本質

異物を排除し、異常状態を正常状態に修復する平衡機能は生物の基本機能です。この乱れにより機能が低下します。この低下を正常に取り戻そうとするBIO-IT処置の本質は平衡機能の賦活です。

## 7. ブロックバスターの将来展望

現在の超高価薬にBIO-IT技術の導入を計り、価格の低減と効果の向上を夢見ています。

## 8．医薬イノベーション

コロナ禍がいつまで続き、いつ終息するのか予測できません。ウイズコロナ対策で、社会経済活動の再開が始まっています。この裏で、新・新型コロナウイルスや新インフルエンザウイルスなど新興の高感染性・致死性ウイルスが出現する機をうかがっているかも知れません。これらの出現は、再三再四社会経済システムを大きくゆさぶることになります。

これらのウイルス禍の壁を乗り越えなければ人類の未来はありません。

医薬イノベーションは21世紀4半世紀に与えられた最大の課題です。

ＢＩＯ－ＩＴ技術はまだ未熟ですが、この課題に挑戦していきます。

2020.9.18

# 満90歳の日に想《おも》う

## 1. 仮説検証の夢と現実

a. バキュロウイルス反転情報転写飼育水に強制感染エビを放養した場合と、b. 無処理通常飼育水に放養した場合、24時間→48時間後の生存率の差は顕著である。さらに72時間以降はa. の死亡はほぼ止まって安定生存するが、b. の生存率は時間経過とともに高まり壊滅的な生存ゼロに近い状態に至る。

飼育水に記憶されている反転情報を感受するのはエビとウイルスである。この感受は同時であると考えている。反転情報転写が自然免疫賦活《ふかつ》にかかわる作用の有無については未確認であり、健全状態のフェレットを使った動物実験で確認できよう。反転情報を感受したエビは自然免疫の賦活《ふかつ》が起こると仮定してみよう。反転情報感受後のエビの免疫稼働開始の速度（別途、免疫賦活実験より推察）と、ウイルスのエビ体内活性増殖稼働開始の速度（体内侵入直後）と増殖力を比較してみよう。a．の生存率の高揚に自然免疫が関与したとは考えられない。多くのウイルス感染の流行には終息という現象が起こるが、この起因については解明されていない。バキュロウイルスの活動を停止状態にしたa．の複数実験事例から、活動停止状態にした起因はウイルスの反転情報であると推察した。ウイルスは反転情報を感受し瞬間的に活動を停止状態にしたのであり、ウイルス自身の特定の遺伝子に作用したという仮説を立てた。

ウイルスが増殖活動を行うのは生体内である。しかし、反転情報を感受して生体内で増殖活動を停止したということは、ウイルスが生物性から非生物性に変わったのであろうか。あるいは、増殖に必要なキャップ依存性エンドヌクレアーゼの産生を停止したのであろうか。この仮説の検証が大きな課題として9月の例会で取り上げた。この検証の仮説を推進するうえで、ウイルスは新型コロナウイルスとヒトを使う研究の提案である。

今、世界的にみて新型コロナウイルスの流行は激化進行中である。特に、ブラジルなど南米諸国、インドやアフリカにおける感染拡大の勢いは止まりそうにない。また、三密のタガをゆるめ、経済活動を再開するウイズコロナ政策に走る国や地域での流行が再開している。ワクチンに大きな期待が寄せられているが、投与開始はまだ数カ月後とみられ、さらに発展途上国や低所得層への普及には程遠い現状である。

このような現状から、反転情報が新型コロナウイルスの活動制御に適用できる可能性を早急に確認する意義は大きい。これまで提案しているように、発症程度がさまざまな感染者に対するBIO－IT技術投与の臨床研究である。この可能性の確認は、仮説の正否にかかわらずウイルス対策にとって最優先すべき極めて重要な研究である。同時に、反転情報転写の理論研究の推進に大きく寄与すると期待している。

## 2. 新型コロナワクチンの使用開始

新型コロナウイルス感染症の勢いが続くなか、発症や重症化を防ぐワクチン開発の熾烈《しれつ》な競争が激化している。開発中の新型コロナワクチンは全世界で１９０種類にのぼる。ＷＨＯ（世界保健機関）によると、開発が進むワクチンのうち38種が治験に入っている。

ロシアに次いで中国が治験（第1相〜第3相）段階終了を経ずして投与を開始し、35万人に及んでいる（9／29報道、追記）。米国でも治験終了前も使用を検討中である。アストロゼネカや米ファイザーなど欧米製薬9社は、ワクチン開発では安全を最優先するとの共同声明を出し、拙速な接種に懸念を示している。

## 3．ウイルスワクチンの抱えている課題

新型コロナウイルスのような、新興ウイルスに対するワクチンの開発には治験が不可欠であり、長期かつ膨大な費用を要する。正常なヒトに開発された新型コロナワクチンを投与したうえで、実際に感染させる実験を行えば、効果と副作用が調べられる。これは倫理上許されない。治験期間を最大限短縮しても新型コロナウイルスワクチン

実用化がパンデミックに応じきれない現実である。

人類による現在の地球環境管理の現状から、高病原性（飛沫感染・エアロゾル感染、高致死率）の新興ウイルスの出現が今後ますます高まってくると思われる。現在のワクチン開発技術ではこの新しい危機に応じきれず、新型コロナ禍同様またはそれ以上の社会・経済の崩壊を招くことになる。栄華を誇った人類が直面した最大の試練である。

## 4. ウイルスワクチン開発のイノベーション

脳中枢神経系にかかわるＶＲ（バーチャルリアリティ）の技術開発は近年急速に進展している。獲得免疫を誘発するウイルスに代わって、ＶＶ（バーチャルウイルス）を使ったイノベーションの集中的な開発に着手することを緊急提案する。ウイルスの本質はテラヘルツ帯電磁波であり、ＢＩＯ－ＩＴ技術でこの記憶と伝達の実績から、この新しい未来ワクチンの実現可能性があると考えている。この実現はこれまでのワクチンと大きく異なり、長期かつ膨大な費用の問題を一挙に解決できるであろうと期待している。

## 5．ウイルスの反転写水

ワクチンはヒトの免疫機能を使ってウイルスに対応し、対峙《たいじ》する技術である。これに対し、ＢＩＯ－ＩＴ技術によるウイルスの反転情報転写はウイルス自身の活動を停止状態にさせる技術である。

## 6．未来ワクチンとウイルス反転情報転写の併用

ＢＩＯ－ＩＴ技術は、ウイルス感染症以外に健康を阻害した物質や異常状態に対処する反転転写処置の実績がある。さらに、健康を支える生命力（平衡機能）を賦活する正情報転写の実績もある。未来ワクチンと必要なＢＩＯ－ＩＴ正・反転写情報転写の併用の夢が膨らむばかりである。

# 謝辞

２００６年、『ＢＳＥ・凶悪ウイルスに勝つ～新技術バイオＩＴとは～』を出版、以降、生物検証実験研究に専心しました。２００８年、ＮＰＯ法人ＢＩＯ《バイオ》‐ＩＴ《アイティー》研究開発機構を設立、これを機に、検証研究の主軸を医学面に移しました。病める会員の笑顔に感動し、会員サービスと普及活動に集中、あっと言う間に10年が過ぎました。

２０１８年、ＢＩＯ‐ＩＴ技術は開発途上で未熟ですが、この未来を後世に託するべく、『続・ＢＩＯ‐ＩＴとは』を書き残そうと決意しました。この提案を株式会社ヒカルランドがこころよくお受けしていただき、心より感謝申し上げます。編集長の小暮さんから頂いた年賀状には「歴史に残る本にしましょう」と手記されていました。この真意を理解し、挑戦する苦難なき道にはまり込みましたが、これまでに経験したことがないほどの生きがいを授けていただきました。ヒトと生物の検証研究の成果の集積に加え、事実を元にした理論研究、仮説の設定に多くの時間をついやしました。

この間、新出版は科学者に関心を頂くだけでなく、一般の方々にも理解しやすく協力いただけるようにという助言を頂きました。本書の内容について吟味読解され、編集に尽力された小暮さんに深く感謝申し上げます。

２００６年、水の研究に始まり、「ＢＩＯ－ＩＴの理論と実際」の定例研究会に参加された会員の皆さまに衷心より感謝申し上げます。

# NPO 法人 BIO-IT 研究開発機構
# 会員募集のお知らせ

**【会員サービス事例】**

●健康用 BIO-IT WATER や BIO-IT CERAMICS の割引頒布。

●個々人毎の体調・状態（個人情報）を調査し記録するメモリーシートを作成します。このメモリーシートを使い、個人に合わせた特注の BIO-IT WATER を調製します。

●このメモリーシートを装置にセットすることで、デバイス照射も可能になります。自力更生・修復力を高めて健康改善に寄与します。

**【会費】**

年間会費は無料です。ただし、研究・研究会参加は有料です。

●個人賛助会員：継続して BIO-IT 製品をご使用になられる方や応援してくださる方は、賛助会員になって下さい。年会費は無料です。

●個人正会員：継続して BIO-IT 製品をお取扱いされる方に。正会員は理事会の承認を必要とし、会の運営に参加します。年会費は10,000円です。

※個人正会員には理事会の承認が必要。

●団体賛助会員：継続して応援して下さる団体や BIO-IT 導入を考えておられる団体は賛助会員になって下さい。年会費は120,000円です。

●団体正会員：BIO-IT 導入をはかられる団体、BIO-IT 製品をお取扱いされる団体などに。年会費は240,000円です。

※法人会員の入会は事務局が別途対応。

**【寄付・年会費のお振込み方法】**

郵貯銀行……記号10320　番号41299271

BIO-IT 研究開発機構　代表　市村武美

埼玉りそな銀行……庄和支店（店番789）普通3794102

BIO-IT 研究開発機構　代表　市村武美

NPO 法人 BIO-IT 研究開発機構のホームページ

https://bio-it.co.jp　にて入会の詳細が記載されております。

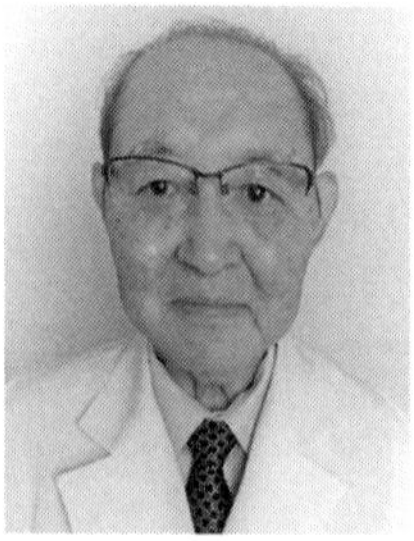

市村武美　いちむら たけみ
1930年生まれ。NPO 法人 BIO-IT 研究開発機構理事長。

技術士（水産増養殖部門 政府登録 No.15911）。理学博士。

東北大学農学部水産学科卒業、同大学院博士課程修了。

農水省研究機関勤務、マルハニチロ㈱（旧大洋漁業）主管研究員、沖縄海洋博、海洋牧場企画運営、ポスト博アクアポリス市長を経て、「生命と水」の研究に専心。

「人工生命水」を開発、続いて独創的な「BIO-IT：生命情報記憶伝達技術」を確立。

薬剤を使わず免疫力を強化し、一方では、ウイルスなど病原体の働きを制御することに成功。

その理論と実証研究をまとめた著書『BSE・凶悪ウイルスに勝つ』（小学館スクウェア）は、分子生物学から電子・量子生物学への進展切り口として関係学界に反響を呼ぶ。

現在、感染症諸難病の予防治療や安全安心無農薬無添加食品生産などの研究に挑戦。BIO-IT は特許第4183800号。

https://bio-it.co.jp

なぜ水と磁場であらゆる病が癒えるのか
# 凶悪ウイルスに勝つBIO《バイオ》-IT《アイティ》
コロナさえも反転させる超テクノロジー

第一刷　2020年11月30日

著者　市村武美

発行人　石井健資
発行所　株式会社ヒカルランド
〒162-0821 東京都新宿区津久戸町3-11 TH1ビル6F
電話 03-6265-0852　ファックス 03-6265-0853
http://www.hikaruland.co.jp　info@hikaruland.co.jp
振替　00180-8-496587

本文・カバー・製本　中央精版印刷株式会社
DTP　株式会社キャップス
編集担当　小暮周吾


ISBN978-4-86471-940-7

## ヒカルランドパークでは用途に応じた 3種の「BIO-ITセラミックス」を販売中!

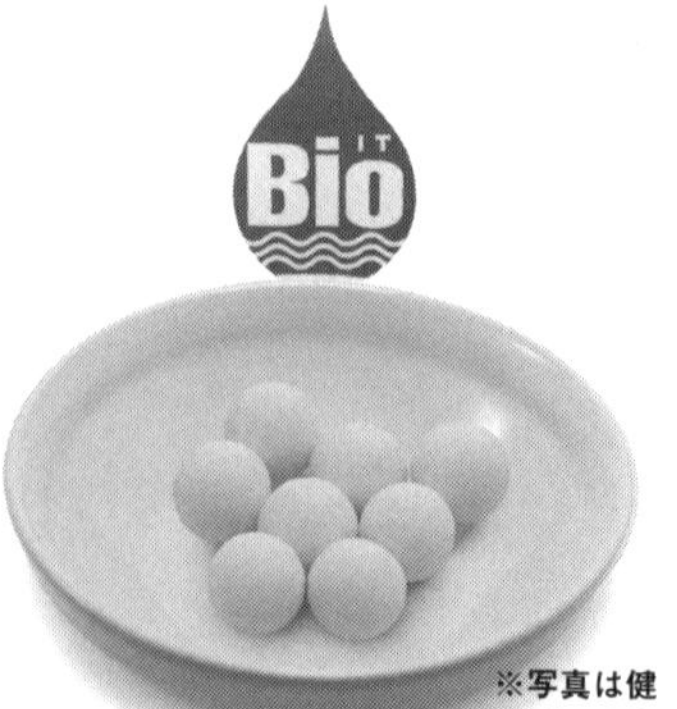

※写真は健パールS。

### 毎日飲む水を活性化して免疫アップ!

**BIO-IT《バイオアイティ》セラミックス 健パールS**

■8個入り　7,700円（税込）

●サイズ：各15㎜　●重量：各5.7g　●用途：水道水の活性水化（飲み水や日常生活用水として）　●主な転写情報：コラーゲン、エラスチン、ヒアルロン酸、ビタミンC、プラセンタ、Q10、レチノール、スクアレン、ローヤルゼリー、ほか
●使用方法：水道水1リットルに1～2個、電気ポットにも1～2個。水なら1～2時間、お湯なら1～2分置くだけで健康ウォーターに。足し水自由。水筒やウォーターピッチャー、清潔なペットボトルなど、お持ちの水差しに直接入れてご利用ください。使用する水は、水道水もしくは市販の天然水のどちらでも構いません。冷蔵庫に保管してご使用ください。少なくなった、または飲み切った後も再び水を入れれば、1年間は繰り返しご利用いただけます。
※電子レンジなど強い磁力のあるものには近づけないでください。

### 肌を活性化させる魔法のツヤツヤ水に!

**BIO-IT《バイオアイティ》セラミックス フェイシャルミスト**

■5個入り　2,200円（税込）

●サイズ：各8㎜　●重量：各0.7g　●用途：肌の荒れ、小じわ、クスミなどが気になる方
●主な転写情報：コラーゲン、ビタミンC、プラセンタ、Q10、スクアレン、ローヤルゼリー
●使用方法：水道水100ccに1個。足し水自由。1年間有効。お肌や頭皮など、肌の荒れや小じわ、クスミが気になる箇所へ、清潔にした後、直接スプレーを噴霧してください。敏感肌やアレルギーをお持ちの方も安心して使用できます。容量用法に決まりはありませんので、使用頻度はお好きなタイミングで構いません。
※電子レンジなど強い磁力のあるものには近づけないでください。　※スプレーボトルは100円ショップやホームセンターなどで各自ご用意ください。

### 気になる体臭や口臭対策にシュッシュ!

**BIO-IT《バイオアイティ》セラミックス 除菌消臭用**

■5個入り　3,300円（税込）

●サイズ：各11㎜　●重量：各1.6g　●用途：体臭、口臭が気になる方　●主な転写情報：コラーゲン、ビタミンC、プラセンタ、Q10
●使用方法：水道水200ccに1個。足し水自由。1年間有効。体の気になる臭い対策に。衣類にスプレーしたり、義歯の保管、口臭対策としてうがいに。下駄箱や靴の臭い、ペットの消臭用にも。
※電子レンジなど強い磁力のあるものには近づけないでください。　※スプレーボトルは100円ショップやホームセンターなどで各自ご用意ください。

＊ご案内の価格、その他情報は発行日時点のものとなります。

## 熟練の技術士による発明品「BIO-IT《バイオアイティ》セラミックス」
## 多種多様な健康情報を体に浸透させ生命力アップ!

### ◎水が持つことのできる「記憶」&物質が持つことのできる「情報」

水産養殖の分野で長年活躍された理学博士・技術士の市村武美博士。「生命と水」の研究に邁進していた博士は、水、とりわけ分子運動などの動きが活発な細胞内の水が、体内外の環境を「情報」として「記憶」し、細胞間に伝達させる性質を持つことに着目し、「人工細胞内水」をつくりあげます。一方で、磁石の磁極と磁極の間に原子を置くと、原子が持っている電磁波が分裂するという「ゼーマン効果」を参考に、ウイルスや細菌の増殖を促進する場と制御する場を2つの永久磁石を対立させることで生じさせる装置をつくります。そうして、増殖を制御する「情報」を、人工細胞内水に「記憶」させる技術を確立させました。

この技術を健康産業に活かしたのが、さまざまな健康食材が持つ「情報」をビーズのようなセラミックボールに閉じ込めた「BIO-IT セラミックス(生命情報伝達記憶技術)」。水(水道水で OK)に投入することで、体に作用するさまざまな「情報」が水に「記憶」され、健康に導くという優れた発明品です。安全にも配慮し、原料のセラミックは有名ガラスメーカーで高温・高圧で焼成した100%純粋なニューセラミック。これぞまさに、健康水革命!簡単でお手軽に使える「BIO-IT セラミックス」を、体の活性化、健康、美容にお役立てください。

【BIO-IT 特許番号:第4183800号】

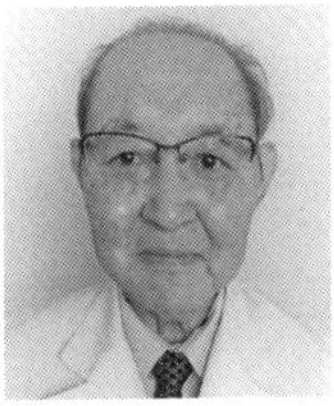

開発者:市村武美博士
NPO 法人 BIO-IT 研究開発機構理事長。技術士(水産増養殖部門 政府登録 No.15911)。理学博士。東北大学農学部水産学科卒業、同大学院博士課程修了。農水省研究機関勤務、マルハニチロ㈱(旧大洋漁業)主管研究員、沖縄海洋博アクアポリス館長を経て、「生命と水」の研究に専心。「人工細胞内水」を開発、続いて独創的な「BIO-IT(生命情報伝達記憶技術)」を確立。薬剤を使わず免疫力を強化し、一方では、ウイルスなど病原体の働きを制御することに成功。その理論と実証研究をまとめた著書は分子生物学から電子・量子生物学への進展切り口として関係学会に反響を呼ぶ。

**ヒカルランド　好評既刊！**

地上の星☆ヒカルランド　銀河より届く愛と叡智の宅配便

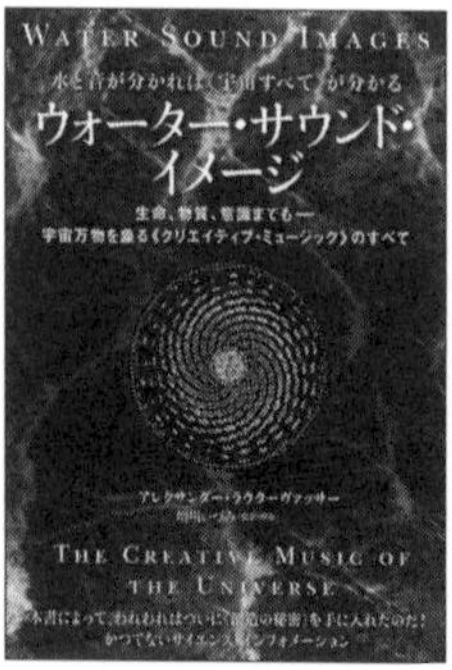


《水と音》が分かれば《宇宙すべて》が分かる
ウォーター・サウンド・イメージ
著者：アレクサンダー・ラウターヴァッサー
訳・解説：増川いづみ
Ａ５ソフト　本体 3,241円+税

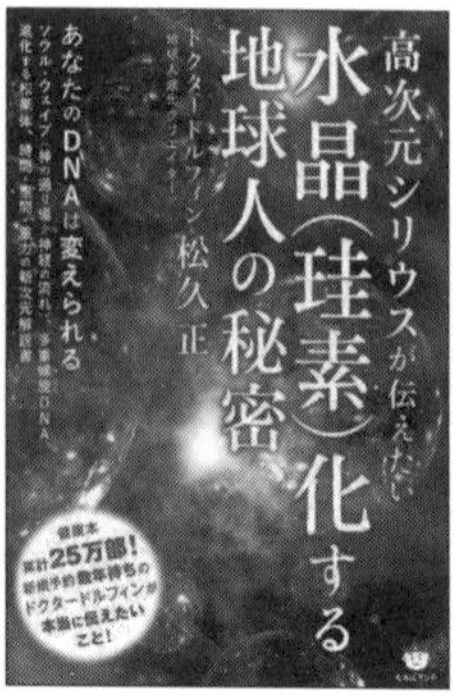


高次元シリウスが伝えたい
水晶（珪素）化する地球人の秘密
著者：ドクタードルフィン 松久 正
四六ソフト　本体 1,620円+税

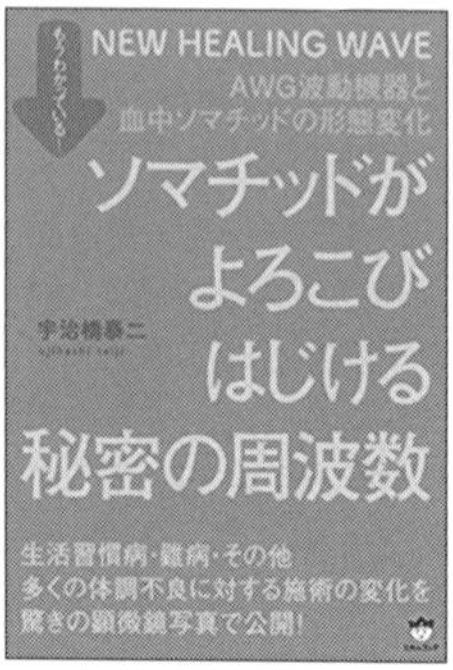


もうわかっている！
ソマチッドがよろこびはじける秘密の周波数
AWG波動機器と血中ソマチッドの形態変化
著者：宇治橋泰二
Ａ５ソフト　本体 3,333円+税

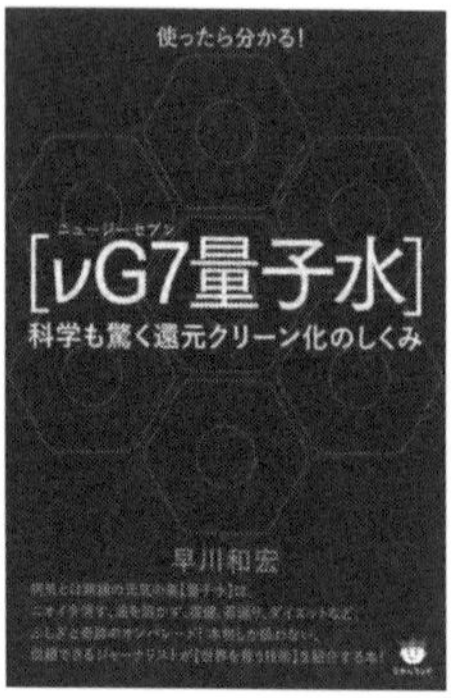


使ったら分かる！
【νＧ７（ニュージーセブン）量子水】
科学も驚く還元クリーン化のしくみ
著者：早川和宏
四六ソフト　本体 2,200円+税

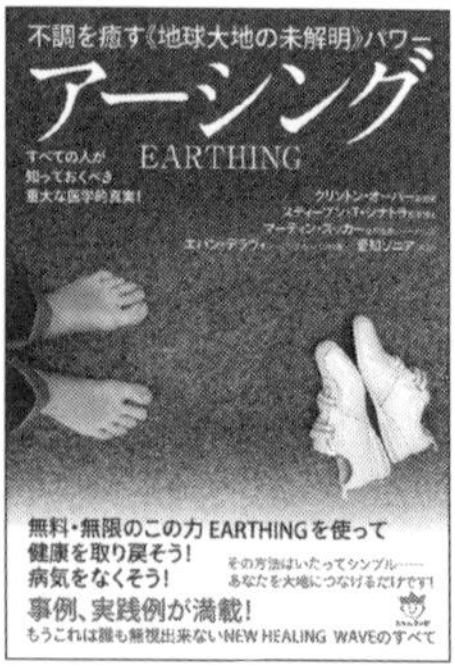


不調を癒す《地球大地の未解明》パワー
アーシング
著者：クリントン・オーバー
訳者：エハン・デラヴィ／愛知ソニア
Ａ５ソフト　本体 3,333円+税

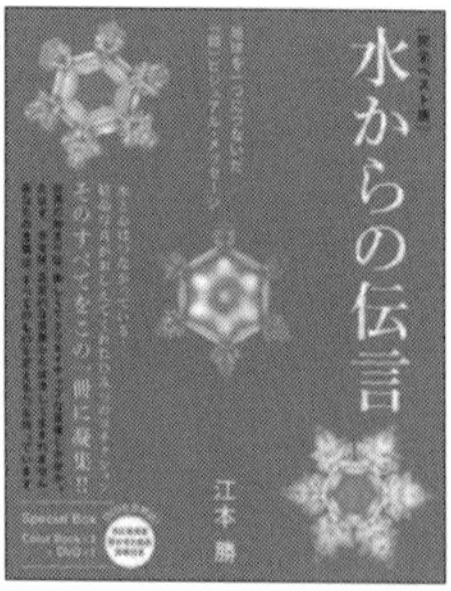


［完全ベスト版］水からの伝言
地球を一つにつないだ『超』ビジュアル・メッセージ
著者：江本 勝
四六変形函入り　本体 5,556円+税

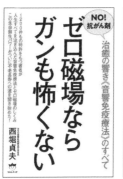

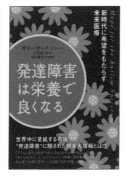

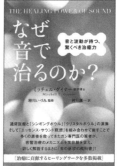

**ヒカルランド　好評既刊！**

地上の星☆ヒカルランド　銀河より届く愛と叡智の宅配便

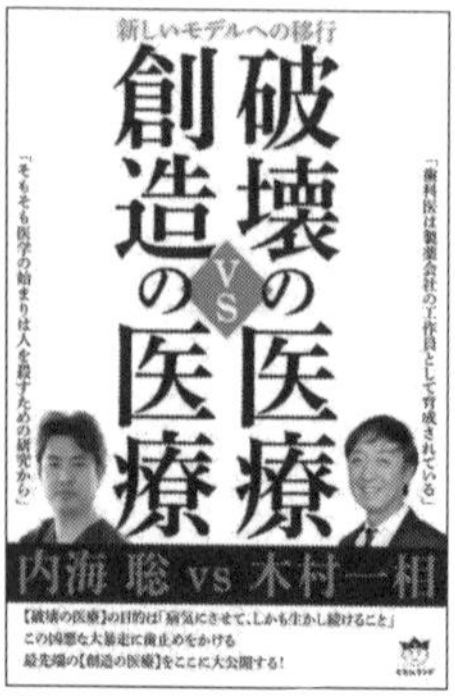


破壊の医療vs創造の医療
新しいモデルへの移行
著者：内海 聡／木村一相
四六ハード　本体 2,500円+税

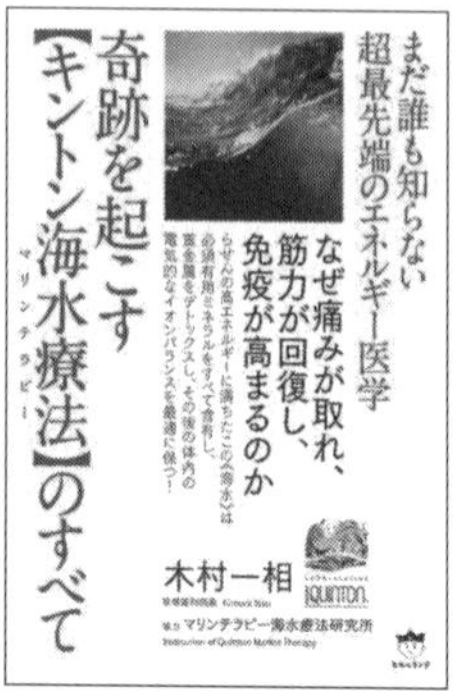


奇跡を起こす【キントン海水療法（マリンテラピー）】のすべて
著者：木村一相
協力：マリンテラピー海水療法研究所
四六ハード　本体 2,500円+税

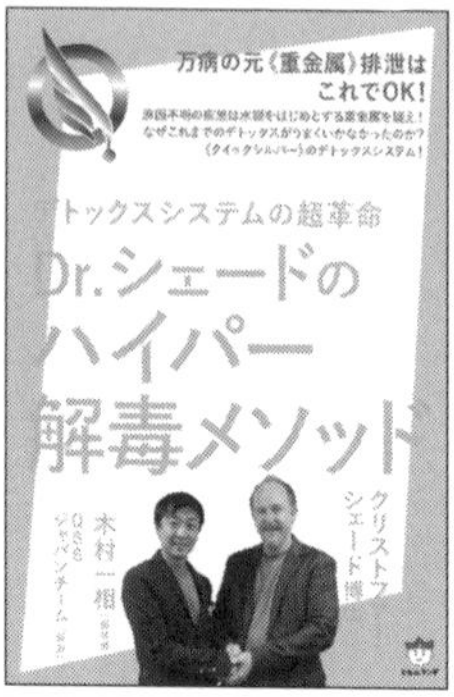


デトックスシステムの超革命
Dr.シェードのハイパー解毒メソッド
著者：クリストファー・シェード／木村一相
協力：QSSジャパンチーム
四六ハード　本体 2,500円+税

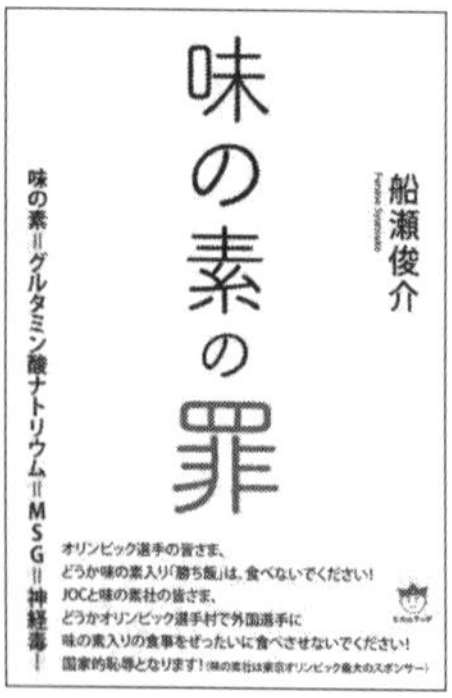


味の素の罪
著者：船瀬俊介
四六ソフト　本体 2,000円+税

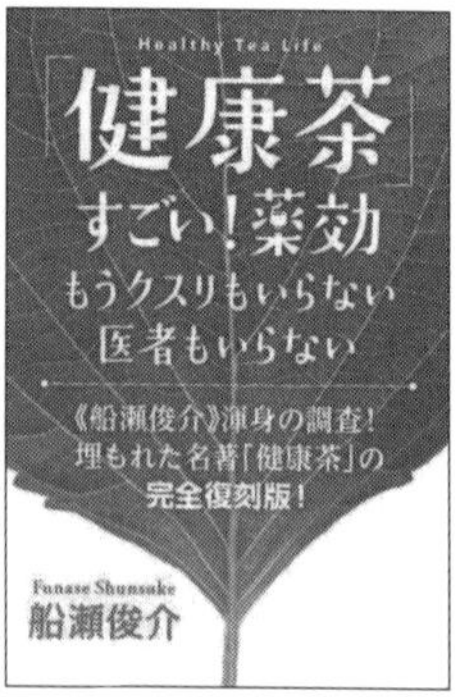


「健康茶」すごい！ 薬効
もうクスリもいらない　医者もいらない
著者：船瀬俊介
四六ソフト　本体 1,815円+税

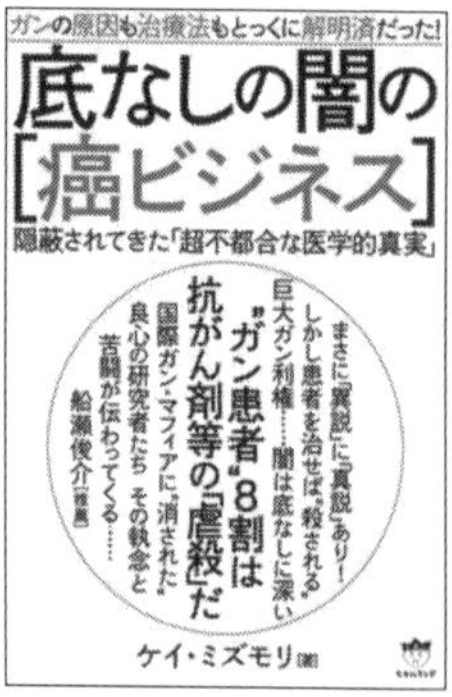


底なしの闇の［癌ビジネス］
隠蔽されてきた「超不都合な医学的真実」
著者：ケイ・ミズモリ
四六ソフト　本体 1,611円+税